Psychodynamische Psychotherapie am Lebensende

Praxis der psychodynamischen Psychotherapie – analytische und tiefenpsychologisch fundierte Psychotherapie Band 14

Psychodynamische Psychotherapie am Lebensende

Prof. Dr. Ralf T. Vogel

Ralf T. Vogel

Psychodynamische Psychotherapie am Lebensende

hogrefe

Prof. Dr. Ralf T. Vogel, geb. 1962. 1984–1989 Studium der Psychologie und Sinologie in Mannheim und Erlangen-Nürnberg. 1995 Promotion. 2021 Habilitation im Fachbereich Psychotherapiewissenschaft an der Sigmund Freud PrivatUniversität Wien. Psychoanalytiker und Verhaltenstherapeut, Lehranalytiker am Institut für Psychodynamische Psychotherapie Nürnberg und am C. G. Jung Institut Zürich. Seit 2002 eigene Praxis für Psychotherapie und Supervision in Ingolstadt. Seit 2012 Honorarprofessor für Psychotherapie und Psychoanalyse an der Hochschule für Bildende Künste Dresden. Arbeitsschwerpunkte: existenzielle Themen in der Psychotherapie, Grundlagen der Psychotherapiewissenschaft, Analytische Psychologie.

Bibliografische Information der Deutschen Nationalbibliothek
Die Deutsche Nationalbibliothek verzeichnet diese Publikation in der Deutschen Nationalbibliografie; detaillierte bibliografische Daten sind im Internet über http://dnb.dnb.de abrufbar.

Hogrefe Verlag GmbH & Co. KG
Merkelstraße 3
37085 Göttingen
Deutschland
Tel. +49 551 999 50 0
Fax +49 551 999 50 111
info@hogrefe.de
www.hogrefe.de

Satz: Beate Hautsch, Göttingen
Druck: mediaprint solutions GmbH, Paderborn
Printed in Germany
Auf säurefreiem Papier gedruckt

1. Auflage 2023

(E-Book-ISBN [PDF] 978-3-8409-3085-0; E-Book-ISBN [EPUB] 978-3-8444-3085-1)
ISBN 978-3-8017-3085-7
https://doi.org/10.1026/03085-000

Für meinen Vater, in dessen Sterbezeit die Entstehung dieses Buches fiel

Inhaltsverzeichnis

Geleitwort der Herausgeber

Als Herausgeber der Reihe *Praxis der psychodynamischen Psychotherapie – analytische und tiefenpsychologisch fundierte Psychotherapie* freuen wir uns, mit Ralf T. Vogel einen mit existenziellen Themen der psychodynamischen Psychotherapie intensiv befassten Autor gewonnen zu haben. Der hier vorliegende Band *Psychodynamische Psychotherapie am Lebensende* widmet sich einem psychotherapeutisch sehr wichtigen Thema, dem Umgang mit Sterben, Tod und der Begrenztheit des Lebens. Wegen der Besonderheit der Thematik weicht er von den bisherigen Bänden – und wohl auch den folgenden – ab. Sterben und Tod sind sehr individuelle Vorgänge und Ereignisse. Zudem gibt es hier kein eindeutiges Therapieergebnis, an dem gute oder schlechte Psychotherapie zu messen wäre, außer bei den Angehörigen, die sich in ihrem Leiden und Kummer mehr oder weniger verstanden und aufgefangen fühlen können. Hier werden Themen wichtig, die sonst in der Psychotherapie oft vernachlässigt werden: Sinnfragen, Spiritualität, Transzendentalität. Die „klassische" Psychoanalyse hat sich dieser Themen „kritisch-aufklärerisch" angenommen, aber nicht immer hilfreiche Antworten gefunden. In jüngerer Zeit allerdings haben sich so namhafte und in ihrer Art unterschiedliche Psychoanalytiker wie Otto F. Kernberg (2014, S. 313–350) und Léon Wurmser (2010) mit den Themen Religion, Spiritualität, Sterben, Tod, Erinnern und Verzeihen differenziert auseinandergesetzt. Als jungianischer Psychoanalytiker hat Ralf T. Vogel aufgrund der in Bezug auf diese Themen breiten und vertieften Tradition dieser Richtung der Psychoanalyse einen gegenüber anderen Ansätzen der psychodynamischen Psychotherapie erweiterten Zugang zu diesen Themen, der auch in dieser Hinsicht unsere Manualreihe erweitert.

Literatur

Kernberg, O. F. (2014). *Liebe und Aggression. Eine unzertrennliche Beziehung.* Stuttgart: Schattauer.

Wurmser, L. (2010). *Trauer, Vergessen und die Kultur des Erinnerns und Verzeihens* (Vortrag, Lindauer Psychotherapiewochen 2010, 18.–30. April 2010, „Identitäten"/„Erinnern und Vergessen") [DVD]. Müllheim-Baden: Auditorium Netzwerk.

Mainz, Wien, Gießen und Göttingen im September 2022

Manfred Beutel
Stephan Doering
Falk Leichsenring
Günter Reich

Vorwort

O Herr, gib jedem seinen eigenen Tod.

Rainer Maria Rilke (2013)

Das vorliegende Buch unterscheidet sich insofern von der Zielsetzung der Reihe, als, wie deutlich werden wird, eine irgendwie geartete Normierung oder gar eine strikte Form der Manualisierung eines therapeutischen Vorgehens am Lebensende nicht beabsichtigt, ja sogar als unangemessen betrachtet wird. Lediglich im Sinne einer psychodynamisch ausgerichteten Selbstreflexion des eigenen Handelns, einer etwaigen Erweiterung von Verstehens- und Handlungskompetenzen oder einer Verknüpfung von (psychodynamischer) Theorie und therapeutischer Praxis können dem vorliegenden Text Manualeigenschaften zugesprochen werden, nicht aber mit Blick auf die Einzigartigkeit in der therapeutischen Begegnung. Das Lebensende, das Sterben und der Tod eines Menschen sind in einem solchen Ausmaß singulär, dass sich die Überlegungen von Gruppenbildungen, wie sie Handbüchern und Manualen bisweilen zugrunde liegen, von vorneherein verbieten. In der Terminologie der Palliativ Care wird hier gesprochen von „der dominanten Ausrichtung auf die Bedürfnisse und Bedürftigkeiten des Sterbenden“ (Heller & Schwartz, 2000, S. 38), in der Thanatopsychologie nennt man diesen Umstand die „radikale subjektive Bedürfnisorientierung“. In moderner psychotherapiewissenschaftlicher Sprache geht es um personalisierte Therapie, um personenzentriertes Vorgehen und um Idiosynkrasie (griech. *idiosynkrāsía*: Selbst-Eigenheit, Eigentümlichkeit). Der Schweizer Psychoanalytiker C. G. Jung etwa stellte in einem Vortrag schon 1924 generell fest: „Wenn ich Herrn X behandle, so bin ich genötigt, die Methode X anzuwenden, und bei Frau Z die Methode Z“ und es „muss die sture Verwendung einer bestimmten Theorie oder Methode als von Grund auf verfehlt bezeichnet werden“ (Jung, 1924a/1995, § 203).

Einzelfallorientierung

Gleichzeitig zur Einzigartigkeit des eigenen Sterbens ist aber der Tod auch ein allgemein biologischer Vorgang und v. a. ein grundlegend existenzielles, d. h. alle Menschen gleichermaßen angehendes, Thema. Genau aber auch wegen ihrer existenziellen Eigenschaften bleiben Sterben und Tod

Aporie und Opazität

als solche letztendlich unfassbar und in gewisser Weise immer fremd. „Das Wissen zögert angesichts des Todes" (Han, 1998, S. 11), und es wird deutlich, dass „die Konfrontation mit dem Tod im Leben an die Grenzen der Sagbarkeit führt" (Schöpf, 2014, S. 184). Sterben ist nicht wirklich denk- und vorstellbar, es bleibt, wie Karl Jaspers (1971) betonte, nur in der Fremderfahrung des Sterbens anderer ansatzweise erfassbar, nie jedoch, was den eigenen Tod betrifft. Dies meint einen bedeutsamen und während der gesamten Lektüre des Buches (und der therapeutischen Arbeit im Umfeld des Todes) ständig mitzuberücksichtigenden, erkenntnistheoretischen Faktor, nämlich die Aporie und die Opazität (zu diesen Begriffen vgl. Vogel, 2021) des Todesthemas und damit auch des Sterbens. Sie führen zu der im therapeutischen Prozess unmittelbar beobachtbaren Tatsache, dass die psychodynamische Theorie und Praxis zu einer Arbeit an und mit dem Negativen wird, die den Charakter des Fehlens, der „Abwesenheit" (ebd., S. 254) in sich trägt.

Während die Idiosynkrasie von Tod und Sterben das therapiepraktische Hauptargument für eine Relativierung der Manualisierungsidee darstellt, sind Opazität und Aporie also das wissenschaftstheoretische Pendant. Die Machart des vorliegenden Buches, nämlich auf vereindeutigende und nomothetische Aussagen zu verzichten und stattdessen theoretische und praktische Instrumente anzubieten und den „Gegenstand" dieser Arbeit, das Sterben nämlich, behutsam zu umkreisen, versucht, dem Rechnung zu tragen, ebenso wie die ausführliche Nutzung philosophischer und literarischer Blickwinkel. Dass dies nicht auf Kosten der Wissenschaftlichkeit geht, wird hoffentlich u. a. dadurch deutlich, dass der Großteil der für den vorliegenden Behandlungsansatz herangezogenen Konzepte und Interventionen klassisch empirische Studien „im Rücken" hat und dadurch eine gewisse kumulative empirische Evidenz besteht. Die zahlreichen Verweise auf die Literatur zur entsprechenden Forschung dienen diesem Zweck. Zudem ist dieser schmale Band auch als eine Art Kompendium zu sehen, der, auch wenn er nicht umfassend gestaltet werden konnte, als praktische Handlungsvorlage dienlich sein kann. Immer wieder stößt man daher auf Themenbereiche, die für sich genommen eine Monografie verdient hätten. Alle am weiteren Studium des einen oder anderen nur umrissenen Aspekts Interessierten seien auf die entsprechend angeführten Literaturquellen verwiesen.

Aus der grundsätzlichen Unverfügbarkeit des Sterbenmüssens in sprachlicher, emotionaler und materieller Hinsicht erwächst eine tiefgreifende existenzielle Verunsicherung, auf die später genauer einzugehen sein wird. Es genügt an dieser Stelle anzumerken, dass die psychodynamische Denk- und Sprechweise im Hinblick auf die Aporie des Todes als nur eine, wenn auch – wie sich zeigen wird – sehr brauchbare Art der Annäherung betrachtet wird, die in keiner Weise den Anspruch auf eine Aneignung oder Verfügbarmachung erheben will. Deutlich wird hier aber bereits, dass die Befassung mit Tod und Sterben wohl alle „großen Themen" der Psychotherapie, die heute z. T. als transdiagnostische Faktorendiskutiert werden, tangiert. Während in der Nachfolge der ersten Konzeption eines transdiagnostischen Ansatzes, ausgehend von der Forschungsgruppe um die Berkeley-Professorin Allison Harvey, pathologische bewusstseinsnahe Prozesse um Faktoren wie Gedächtnis, schlussfolgerndes Denken oder Verhalten in den Blick genommen werden (Harvey et al., 2004), verzichtet ein existenziell motivierter Ansatz auf einen defizitorientierten Blick und hinterfragt die Problemschilderungen und Symptome der Patienten[1] im Hinblick auf die ihnen zugrunde liegenden existenziellen Thematiken. Im Gegensatz zur Existenziellen Psychotherapie, die die Grundlagen der Existenz prägnant und bedeutsam herausarbeitet und psychotherapeutisch aufbereitet (vgl. Abschnitt 5.3.4), sind die psychotherapiepraktisch direkteren Grundelemente zwar mit den existenziellen Themen durchaus verschwistert, enthalten aber eine mehr unmittelbare, weil affektiv anschaulichere, Komponente. Es sind dies:

Transdiagnostische Faktoren

„Große Themen" der Psychotherapie

- Verunsicherung,
- Vergänglichkeit,
- Verfügbarkeit,
- Vertrauen.

Im Fortgang der Lektüre wird hoffentlich deutlich werden, dass diese vier Grundelemente beständig die therapeutische Arbeit mit Sterbenden, immer natürlich in unterschiedlicher Zusammensetzung und Ausprägung, unterlegen.

Das vorliegende Buch fokussiert in der theoretischen Betrachtung und den daraus abgeleiteten Methoden auf die psychoanalytischen Theorien. Es unterscheidet sich damit von den bereits vorliegenden therapeutischen Überblickswerken (vgl. Berthold, Gramm, Gaspar & Sibelius, 2017) und integrativen Handbüchern (vgl. Vogel, 2022). Unter dem Begriff „psychodynamisch" sollen hier in üblicher Weise alle von der Psychoanalyse abgeleiteten und weiterentwickelten psychotherapeutischen Denk- und Praxismodelle gelten (vgl. Beutel, Doering, Leichsenring & Reich, 2020; Ermann & Waldvogel, 2008), aus denen die zum Zweck der psychotherapeutischen Arbeit am Lebensende bedeutsamen Aspekte auszuwählen waren. Da Alfred Adler augenscheinlich in seinem Werk den Themenbereichen Sterben und Tod wenig Beachtung geschenkt hat, werden neben den

1 Aus Gründen der besseren Lesbarkeit ist dieses Buch im generischen Maskulinum formuliert. Es soll aber hiermit ausdrücklich darauf hingewiesen werden, dass damit alle Gendervarianten immer mitgemeint sind.

Freud'schen Richtungen und deren modernen Konzeptionen v.a. die Gedanken der Analytischen Psychologie C. G. Jungs eine Rolle spielen, da dessen philosophisch-psychologisches Gebäude durchaus als eine Form von Thanato-Tiefenpsychologie zu bezeichnen ist (Vogel, 2018; vgl. auch Kap. 3.3).

„Wir können nicht über den letzten Lebensabschnitt schreiben, als betrieben wir eine objektive Studie, die den Schreibenden nichts angeht", meinte einmal der einflussreiche amerikanische Analytiker James Hillman (2001, S. 23). Dies gilt natürlich auch für den vorliegenden Text. Trotz allem Bemühen um wissenschaftliche Grundlegung durch Heranziehung empirischer Studien und theoretische Fundierung: Die Auswahlen, die getroffen werden mussten, die Schwerpunktsetzungen und Auslassungen bestimmter Themenbereiche, sie alle entspringen auch der Auseinandersetzung mit eigenen Erfahrungen von Todesnähe, der Begleitung von Sterbenden und Trauernden, von Angehörigen, Freunden und professionellen Helfern. Hillman ergänzend könnte man also auch sagen: Wir können nicht über den letzten Lebensabschnitt lesen, als würde das Thema den Lesenden selbst nichts angehen. Ein Buch über das Sterben – auch ein wissenschaftliches – ist immer auch ein Stück Selbsterfahrung und, in diesem Falle, ein Stück persönlicher therapeutischer Entwicklung. So ist der vorliegende Text neben einem Vorschlag für eine psychodynamische Denk- und Arbeitsweise am Lebensende auch eine Anregung für die Leserinnen und Leser selbst, wieder ganz indiosynkratisch eine solche therapeutische Haltung und Arbeitsweise zu entwickeln.

Ingolstadt, im September 2022 *Ralf T. Vogel*

1 Einführung

Das Sterbenmüssen, das Wissen darum und der Sterbeprozess selbst sind keine in erster Linie psychologischen oder psychotherapiewissenschaftlichen Begriffe, sie gehören vielmehr zu den „anthropologischen Grundphänomenen" (Bormann & Borasio, 2012, S. I) und sind assoziiert mit Grenzerfahrungen, Zeitlichkeit und Vergänglichkeit, die wiederum, quasi in zweiter Ordnung, eine hohe psychologische, psychoanalytische und auch psychotherapeutische Bedeutung innehaben. *Media vita in morte sumus:* Im Jahr 2020 starben in Deutschland über 980000 Menschen, durchschnittlich also mehr als 2500 pro Tag. Circa 850000 Menschen sehen – aus sehr unterschiedlichen Gründen – ihrem Sterben gerade unmittelbar entgegen. Etwa 760 Millionen Tiere starben im gleichen Jahr in deutschen Schlachthöfen, was zusätzlich das Sterben als bedeutsamen Kontext des Alltagslebens veranschaulicht. Diese existenzielle Tatsache des Eingebettetsein unseres Lebens ins Sterben um uns herum ist erst und gerade seit den kollektiven Verunsicherungsszenarien der beginnenden 20er Jahre dieses Jahrhunderts (Corona-Pandemie, Umweltzerstörungen etc.), in denen die Zahl der „an und mit" diesen Gegebenheiten Verstorbenen uns täglich vor Augen geführt wurde (allerdings allermeistens ohne sie in Bezug auf die gesamte „Sterbesituation" in unserem Land zu bringen), wenigstens ansatzweise ins Bewusstsein der Bevölkerung und damit oft auch der psychotherapeutisch Tätigen gerückt (Vogel, 2020a).

Gesellschaftliche Situation

Das Lebensende „prolongiert": Die Menschen erreichen ein höheres Lebensalter, die durchschnittliche Überlebenszeit nach Stellung auch einer infausten Prognose verlängert sich beständig und auch der terminale Sterbeprozess selbst nimmt immer mehr Zeit in Anspruch und wird mehr und mehr zu einer eigenständigen Lebenszeit. Demgegenüber steht die Beobachtung, dass die traditionellen Internalisationen zum Todesthema (wie etwa religiöse Jenseitserwartungen, Erlösungs- oder Bestrafungsvorstellungen) nicht mehr bestehen, die althergebrachten (Sterbe-)Strukturen weitgehend nur mehr bruchstückhaft zur Verfügung stehen und Zug um Zug durch Professionalität ersetzt werden. Vor diesem Hintergrund ist es nicht verwunderlich, dass der Bedarf an Psychotherapie am Lebensende und auch die Psychotherapie mit Sterbenden kontinuierlich zunimmt. Die

Palliativmedizin unterscheidet zwischen der Rehabilitationsphase (in der durch palliativmedizinische Interventionen eine vorübergehende Besserung erreicht werden kann), der einige Wochen bis Monate dauernden Terminalphase (Prä-final-Phase) und schließlich der zeitlich etwa auf die letzten drei Lebenstage begrenzten Finalphase. Ein Großteil der durchschnittlich aufgrund des medizinischen Fortschritts gewonnenen Lebensverlängerung fällt in eine prolongierte Sterbephase zwischen rehabilitativer und terminaler Zeit. Mehr als 60 % der Menschen in Deutschland werden älter als 80 Jahre, mit steigender Tendenz. Von einer kontinuierlich steigenden Zahl pflegebedürftiger Menschen ist auszugehen und auch hier kündigt sich ein voraussichtlich stark erhöhter Bedarf an psychotherapeutischer Arbeit an.

Definition „Sterben"

Wann genau die Lebensphase des „Sterbens" einsetzt, wird von den Menschen höchst subjektiv definiert. Wir wollen den Sterbebegriff deshalb in diesem Buch nicht anhand von medizinischen Parametern wie der wahrscheinlichen Lebenserwartung oder Schwere der Erkrankung festmachen, sondern definieren Sterben hier psychologisch als diejenige Lebenszeit, ab der jemand sich (oft ausgelöst durch körperliche Symptome oder eine mitgeteilte Diagnose, aber auch aufgrund eines hohen Alters) direkt auf den Prozess in Richtung des biologischen Todeszeitpunkts ausrichtet (sich seiner deutlich lebenszeitbegrenzten Situation also bewusst ist), und dieser Zeitpunkt subjektiv auch ungefähr gefasst ist. Ohne damit der ohnehin vorherrschenden Überbiologisierung des Sterbens Vorschub leisten zu wollen, scheint diese Einbeziehung des biologischen Sterbezeitpunkts in eine psychologische Definition des Sterbens angebracht, bildet sie doch auch das subjektive Erleben der meisten Menschen ab. Im Vergleich dazu und durchaus ähnlich formuliert

> wird von Lebensende gesprochen, wenn die verbleibende Lebenszeit von Menschen jeden Alters aller Voraussicht nach nur noch kurz ist. Aufgrund bestimmter Umstände wie hohem Alter oder schwerer Erkrankung wird der Eintritt des Todes wahrscheinlicher. Zeitlich lässt sich die Phase des Lebensendes jedoch nicht genauer bestimmen. Sie kann von einer kurzen Zeitspanne bis zu einigen Jahren reichen. (Trachsel & Maerker, 2016, S. 1)

Grundsätzlich ist das Sterben allerdings prozesshaft zu verstehen. Es ist dabei durchaus nicht linear, und wie dessen Anfang und Ende bestimmt werden kann, ist nicht wirklich definierbar. Lebensende und Sterben werden in dieser Sicht also nicht nur passiv als Leidens- oder Erduldenszeit, sondern explizit als eigenständiger Lebensabschnitt betrachtet, als, wie Rilke es in einem Brief formuliert, „die uns abgekehrte, von uns unbeschienene Seite des Lebens" (Rilke, 1950, S. 896), die ihm aber doch unablösbar zugehört.

Im Gesundheitssystem der deutschsprachigen Länder, das primär durch eine feindliche Kampfeshaltung dem Tod gegenüber bestimmt ist und dem zumindest in institutionellem Rahmen die Psychotherapie zugeordnet wird, hat sich dies lange nicht durchgesetzt. 1967 gründete sich in London das erste Hospiz. Im Gegensatz zu Palliativstationen, die explizit Teil von Krankenhäusern sind und mit einer typischen medizinischen Versorgungsstruktur für Menschen im Sterbeprozess konzipiert sind, wollen Hospize Wohneinrichtungen für Menschen am Lebensende sein, in denen die Organmedizin nur einen notwendigen Seitenaspekt einnimmt. Nach einer eventuell mit der deutschen Nazivergangenheit in Verbindung stehenden zögerlichen Annäherung an die Hospizidee in Deutschland (Wittrahm, 2018) folgte 1983 eine Gründung an den Universitätskliniken in Köln. Heute gibt es ca. 270 stationäre Hospize und ca. 330 Palliativstationen. In der Last Year of Life Study um den Kölner Palliativmediziner Raymond Voltz (vgl. z.B. Strupp, Hanke, Schippel, Pfaff, Karbach & Rietz, 2018) wünschten sich zwar fast 70 % der Befragten ein Sterben zu Hause, in der Realität aber versterben mehr als 40 % im Krankenhaus und etwa 20 % im Hospiz. Es gibt also so etwas wie institutionalisierte Sterbeeinrichtungen: Hospize, Krankenhäuser – dort v.a. die Palliativstationen (obwohl diese sich nicht so sehen) – und auch Alten- und Pflegeheime, in denen in Deutschland ca. 70 % der Menschen ihre letzte Lebenszeit verbringen. Zumindest in den ersten beiden ist psychotherapeutische und v.a. psychodynamische Kompetenz direkt nachgefragt, entweder in der unmittelbaren Arbeit mit Patienten und Angehörigen oder in der Teamarbeit und schließlich auch in der Supervision von ärztlichen oder pflegerischen Teams.

„Sterbeeinrichtungen“

2 Aspekte des Sterbens

2.1 Der Tod als Abschied

So leben wir und nehmen immer Abschied.

Rainer Maria Rilke (2013)

„Unser Leben", so interpretiert Hierdeis (2014) die Sichtweise Sigmund Freuds, „ist vom Tod her in ein gedämpftes Licht getaucht. ... Alles, was wir lieben ist mit Sterblichkeit kontaminiert" (S. 19). Der Tod ist die ultimative Form des Vergänglichen, die radikalste Aufforderung zum Abschied. Eigentlich ist das menschliche Leben von seinem Beginn an von mehr oder weniger dramatischen Abschieden durchzogen und Entwicklungen und Innovationen sind neben der Einführung in etwas Neues stets auch Abschiede vom Altem.

Abschiede im Leben

Mit Bezug auf den Philosophen Weischedel formuliert Verena Kast (z.B. 2017) eine „abschiedliche Existenz", die uns für die alltäglichen Abschiede wieder sensibilisieren soll. Der Tod als kumulierte Abschiedsform, „als letzte Trennung, baut auf unzählig vielen Trennungsschritten im Verlauf des Lebens auf" (Küchenhoff, 2017, S. 91) und kann so durch viele kleine und große Abschiede im Leben „geübt" werden – eine Haltung, die an die buddhistische Einübung des Loslassens und die daoistische Kontemplation des Wandels und der Vergänglichkeit erinnert (vgl. auch Kap. 7.2). Umgekehrt ist die Ausformung einer eigenen Haltung zum „ultimativen Abschied" eine gute Vorbereitung auf die alltäglichen Abschiedsszenarien, indem diese in ihrer wahren Bedeutung relativiert werden, aber auch generell ein passender Modus des Abschiednehmens entwickelt wird. Abschiede generieren eine komplexe Mischung aus Gefühlen. Trauer, Kummer, Schmerz (auch körperlich erlebter), Zorn, Schuld und Angst, eventuell aber auch Erleichterung, Neugier oder gar Glücksgefühle sind heillos ineinander verwoben und stiften psychische Verwirrung.

Die *äußere* Komponente des Abschieds fordert zu konkreter Handlung auf. Gestalten wir den Abschied punktuell oder fließend, radikal oder scheibchenweise, ritualisiert oder profan? Ertragen wir ihn ganz und total oder versuchen wir, ihn zu einem lediglich teilweisen Abschied herunterzubrechen? In diesen heterogenen möglichen Umgangsweisen spiegelt sich nicht selten die *innere* Komponente: Können wir anstehende oder vollzogene Abschiede bedenken oder versuchen wir, sie aus unserem Bewusstsein fernzuhalten? Realisieren wir die alltäglichen Abschiede oder nehmen wir sie gar nicht wahr? Bei all dem macht es einen Unterschied: Ist es ein Abschied durch Entschluss oder ein von außen gemachter, uns in die Trennung hineinzwingender Abschied? Retrospektiv steht bei jedem Abschied auch der Gedanke „Wo komme ich her und was lasse ich zurück?“ im Vordergrund. Es gibt aber auch eine prospektive Sicht, aus der gefragt wird: „Wo gehe ich hin und was gewinne ich?“. Diese beiden Fragestellungen fordern höchst individuelle Antworten und machen damit deutlich: Abschied vom Leben ist einzigartig! Es gibt kein Richtig und Falsch. Das Sterben wird zum „Spezialfall“ der Abschiede des Lebens, das *memento mori* wird zu einem *memento quod vale*!

2.2 Sterben heute

In heutiger Zeit wird allgemein der Sterbeprozess als biologisches, der Obhut der Medizin unterliegendes Geschehen betrachtet, das Sterben wird aus biotechnologischer Sicht zum „Abstöpseln“ (Gronemeyer, 2007). Psychische und spirituelle Bedürftigkeiten Sterbender werden oft gar nicht erkannt oder verschämt ignoriert. Grundsätzlich gilt der Tod als größtes Übel, das kriegerisch bekämpft und unter allen Umständen so lange wie möglich hinausgezögert werden muss. Das Sterben wird als Krankheit, der Tod als Niederlage gesehen. Seit der Aufklärung und der damit verbundenen Zurückdrängung des Religiösen ist das Sterben aus dem Zentrum der gesellschaftlichen Aufmerksamkeit verschwunden. Der Sterbeprozess erfolgt hinter verschlossenen Türen und auf jeden Fall „erst in ferner Zukunft“ (Wasner & Mayer, 2019, S. 21). Das Lebensende „prolongiert“ (höheres Alter, Zeit nach der Diagnose, Sterbeprozess selbst), die traditionellen (Sterbe-)Strukturen sind weitgehend zerbrochen und durch Professionalität ersetzt und die traditionellen Internalisationen zum Todesthema bestehen nicht mehr.

Mediale Überpräsenz und Entfremdung

Die moderne westliche Kultur zeigt nicht mehr, wie vielleicht noch vor 30 Jahren, eine wirkliche Verdrängung des Todes, jedoch aber eine Alienation, eine Entfremdung, stark bedingt durch die mediale (Über-)Präsenz des Sterbens, was zwar eine oberflächliche Habituation, gleichzeitig aber auch eine tiefe Entfremdung bewirkt. Wie genau der Ablauf des biologischen Sterbeprozesses aussieht, dass wissen viele Menschen nur aus oftmals verfälschten filmischen Inszenierungen. Gleichzeitig herrscht gesellschaftlich und politisch ein deutlicher „Gesundheitsimperativ" und ein fast moralischer Zwang zu Fitness und Wellness, verbunden mit dem genannten feindlichen Verhältnis zu Sterben und Tod. Die mit dieser Grundhaltung verbundene Medikalisierung des Todes weist ihm den Charakter einer Krankheit zu und steht damit in der christlichen Tradition des „nicht Naturgemäßen" des Sterbens, das ja erst als Folge der Erbsünde über den Menschen gekommen sei.

2.3 Sterben aus psychologischer Sicht

Für etwas Opakes, in seinem letzten Grund Undurchschaubares, wie es Tod und Sterben sind, Begriffe zu finden, muss letztendlich ungenügend und immer vorläufig bleiben, will man nicht in unergiebige Vereinfachungen verfallen. Der Begriff des Sterbens, wann das Sterben beginnt und was es auszeichnet, ist daher auch in der Wissenschaft durchaus umstritten und uneinheitlich definiert. Biologische, theologische, philosophische, soziologische und auch psychologische Auffassungen von Tod und Sterben sind auffindbar.

Psychologische Definition von „Sterben"

Wir wollen für unseren psychotherapeutischen Zusammenhang den Sterbeprozess als einen „Modus des Lebens" (Caruso, 2001, S. 41) primär psychologisch definieren als den menschlichen (Entwicklungs-)Zeitraum ab dem Zeitpunkt, an dem, ausgelöst durch eine meist medizinisch erfolgte Mitteilung einer Erkrankung, eine eindeutige Ausrichtung auf einen erwartbaren Todeszeitpunkt, eine Gestimmtheit in Richtung Tod, erfolgt. Alltagspraktische, somatische, psychische, soziale und spirituelle Aspekte greifen in diesem Prozess eng ineinander (z. B. Wittkowski & Dingerkus, 2005). Der Tod selbst wird als das Ende aller biologischen Körperfunktionen definiert, allerdings ohne, das sei ausdrücklich bemerkt, damit einer materialistisch-monistischen Todesphilosophie das Wort reden zu wollen.

Sterben dauert, wie bereits angemerkt, in den hochentwickelten Industrienationen meist lange, das Lebensende wird zu einer eigenen und hochbedeutenden Lebensphase. So urteilte der krebskranke Jurist Peter Noll in seinen berühmten *Diktaten über Sterben und Tod*:

> Es ist wirklich eine Chance, den Tod auf sich zukommen zu sehen. Erstens muss man keine Rücksichten mehr nehmen; zweitens kann man alles vorbereiten und abschließen. Der Tod tritt weder als scharfe Zäsur mitten ins Leben, noch kommt er auf seinen bösen, leisen Sohlen. (Noll, 2005, S. 26)

Phasenmodelle

Im Rahmen psychologischer Modelle wurde immer wieder auf sog. Sterbephasen rekurriert, beginnend mit der Phasenlehre von Elisabeth Kübler-Ross bis hin etwa zu moderneren Modellen, die den Sterbeverlauf z. B. nach den biologischen Ausgangbedingungen (plötzlicher Tod, fortschreitende Erkrankung oder fortgeschrittene Erkrankung mit plötzlichem Tod) unterteilen (z. B. Mayer & Wasner, 2019). Der Seelsorger und Sterbebegleiter Heinrich Pera beschreibt alternativ den „Weg ins Sterben" aus seiner Erfahrung heraus (vgl. Kasten).

Phasen des Sterbens nach Pera (1995, S. 162 ff.)

1. Phase des Schocks
2. Phase der Klage
3. Phase des tastenden Suchens
4. Phase tiefer Trauer

Geschlechtsspezifische Aspekte

Vergessen wird hier wie bei der Betrachtung des Sterbegeschehens häufig, auch eine Gender-Perspektive anzusetzen. „Die vom Geschlecht bestimmten Strukturen um den Tod" (Cline, 1997) werden nicht berücksichtigt. Frauen scheinen am Lebensende eher auf soziale Beziehungen und Sorge um die Liebsten zu fokussieren. Auch Spiritualität spielt wohl eine stärkere Rolle als bei den Männern, ebenso die Bedeutung von Körperpflege. Die Bedürfnisse von Männern in der Sterbezeit sind hingegen noch weitgehend unbekannt, es gibt Hinweise auf den Wert der Bewahrung von Autonomie und gleichzeitige Wünsche nach guter Versorgung. Von Bedeutung ist für Männer sicher auch die Frauendomäne in der Pflege, sodass Männer nicht selten am Lebensende fast ausschließlich von Frauen umgeben sind (Lehner & Reitinger, 2013; Cline, 1997; Linnemann, 2005). Hier ist auch zu bemerken, dass viele Institutionen der Versorgung am Lebensende auf die Situation von homosexuellen und Trans-Menschen nicht vorbereitetet sind.

Phasenmodelle kommen insgesamt rasch in die Nähe nomologischer Feststellungen und widersprechen der Idiosynkrasie des Sterbens radikal, behalten jedoch ihren Wert als „Paradigmenwechsel im Verständnis des Sterbens und der Sterbenden in der Spätmoderne: Die Sterbenden selbst werden als die Subjekte – und damit auch die Experten – ihrer Lebenssituation anerkannt" (Wittrahm, 2018, S. 221).

Eriksons Entwicklungsmodell

In der psychodynamischen Theorie finden wir v. a. im Entwicklungsmodell von Erik Erikson (1959/2020) in der achten und letzten Lebensphase die Polarität zwischen Ich-Integrität und Verzweiflung. Erikson denkt hier an alte Menschen; wir können allerdings anhand der aktuellen Forschungslage davon ausgehen, dass nicht das Lebensalter, sondern vielmehr die Todesnähe die vorherrschenden Motive bedingt (vgl. Carstensen, 2006). Schon damals wurde der Entwicklungsaspekt von ihm auch auf das Lebensende übertragen, ein Gedanke, der uns auch bei der Individuationstheorie C. G. Jungs begegnet (vgl. Kap. 2.3). Die der Analytischen Psychologie nahestehende Schweizer Psychotherapeutin und Sterbebegleiterin Monika Renz (2005) berichtet vier Bewusstseinsstadien, die ihrer Beobachtung nach von Sterbenden durchschritten werden und die sehr anschlussfähig an die psychodynamische Denkweise erscheinen. Sie beschreibt einen Wandlungsprozess durch eine zunehmende Brüchigkeit der Ich-Struktur mit der letztendlichen Folge des Erlebens eines kosmischen Gefühls und kommt damit psychoanalytischen Konzepten eines regressiven Geschehens im Sterbeprozess sehr nahe (vgl. Abschnitt 6.3.1).

2.4 Die Phänomenologie des Sterbens

In der Betrachtung von außen zeichnet sich der Beginn des Sterbeprozesses meist ab durch den Verlust an Interessen, den Rückgang der Bedeutung von Trinken und Nahrungsaufnahme sowie der Geselligkeit. Rückzug, Antriebslosigkeit, Müdigkeit und allgemeine Schwäche treten hinzu sowie die Suche nach Ruhe. Gleichzeitig finden sich eine nächtliche und z. T. tägliche innere und äußere Ruhelosigkeit, Verwirrtheiten und depressive Symptome. Es gibt Hinweise dafür, dass Geschmacks- und Geruchssinn sich als erstes zurückziehen, dass aber Berührungen und auch akustische Reize noch länger wahrgenommen werden können (Schulz, 2019). Die Wärme- und Schmerzempfindungen sind oft gestört. In der Terminal- und erst recht in der Finalphase treten nicht selten motorische Unruhe (Zupfen, Hin-und-Her-Wälzen, In-die-Luft-Greifen, Rufen etc.) und Schlaflosigkeit auf. Gleichzeitig steigt oft die Gesamtschlafdauer in der letzten Lebenszeit enorm an, unterbrochen manchmal nur von kurzen Phasen des mehr oder weniger klaren Wachens. Es folgt meist die endgültige Abkehr von Essen und Trinken, ein Ausbleiben von Ausscheidungen, sodann Kälte der Extremitäten, bisweilen Blässe um Mund und Nase (Todesdreieck), Rasselatmung, Schnappatmung und schließlich Herzstillstand. Dabei ist selbst dieser, biologisch hoch bestimmte Verlauf sehr individuell und diese Auflistung kann nur als ungefähre Heuristik dienen, um nicht von dem ein oder anderen „normalen" Sterbeereignis überrascht zu werden.

Begleitet ist dieser Prozess regelhaft mit Ungewissheitsangst, Progredienzangst (v. a. bzgl. der Schmerzen und der Atemnot, aber auch der basalen Körperfunktionen wie Ausscheidungen), sowie der Sorge um Angehörige. Der Sterbeprozess wird auf kognitiver Ebene oft flankiert durch die Einschränkung von Ich-Funktionen, wie Konzentration, Gedächtnis und Denkfähigkeit, sowie durch die Auflösung von Abwehrmechanismen. Mit dem

Terminal decline

Begriff des *teminal decline* wird die Beobachtung verstanden, dass die kognitive Leistungsfähigkeit am Lebensende (bereits bis zu fünf Jahre vor dem Tod) zunehmend sinkt (Hülür et al., 2018). Dies könnte als ein empirisch abgesicherter Ausdruck eines regressiven Geschehens interpretiert werden, der u.U. eine organische Bedingung enthält, psychodynamisch aber trotzdem von Bedeutung ist. Halluzinationen und Visionen treten auf, meist von bekannten oder unbekannten Personen, die manchmal Trost spenden, manchmal aber auch Angst auslösen.

Die sog. „sicheren Todeszeichen", die unübersehbar den biologischen Tod anzeigen, sind schließlich Rigor, Leichenflecken und dann eine beginnende Fäulnis.

3 Der Tod in Psychoanalyse und Analytischer Psychologie

3.1 Klassische Psychoanalyse

Sigmund Freud

Psychodynamische Psychotherapie ist in all ihren Ausprägungen psychoanalytisch fundierte Psychotherapie. Daher erfolgt an dieser Stelle ein kurzer Blick auf die Stellung der Themen Sterben und Tod in der Psychoanalyse in der Tradition Freuds. Bis heute besteht hier trotz aller theoretischer Vorarbeiten der klassisch-psychoanalytischen Altvorderen die Gefahr eines „blinden Flecks" (Hierdeis, 2014, S. 10), sind doch die Publikationen von Psychoanalytikern zu diesen Themen weltweit eine Seltenheit: „Zwar thematisiert Freud ab 1920 beständig den Todestrieb, bei dem es, biologische Bezüge eingeklammert, um die Kraft einer Entbindung oder Destruktivität geht, die dem erotisch-bindenden Moment entgegensteht, doch bleibt die Konzeption der Sterblichkeit als Element des Psychischen allenfalls angedeutet" (Storck, 2019, S. 114), und „der dürre Bestand an psychoanalytischer Literatur über die Fragen von Tod und Sterben" (Müller & Loetz, 2019, S. 150) ist unübersehbar. Freuds mehrfach wiederholte Feststellung, der Tod komme im Unbewussten nicht vor, da dieses keine Negation kenne (etwa im Aufsatz *Zeitgemäßes über Krieg und Tod* aus dem Jahr 1915), er sei ja auch „noch nie erlebt worden" (in *Hemmung, Symptom und Angst* von 1926), er habe keine „unbewusste Entsprechung" (in *Das Ich und das Es* von 1923; Freud, 1923/2000), sei also allenfalls eine Realangst und sei daher als psychoanalytisches Problem nachgeordnet, bestimmt nach wie vor weitgehend den Diskurs.

„Wahrscheinlich ist es uns nicht möglich, im Ernst daran zu glauben, dass wir sterben müssen", so der Literat und Politologe Dolf Sternberger (1981, S. 30) in seiner Textsammlung *Über den Tod*. Freuds bereits genannte, 1915 geäußerte Vorstellung, eigentlich sei der Mensch „im Unbewussten von seiner Unsterblichkeit überzeugt" findet heute ihre Weiterentwicklung in der Feststellung, dass „Vorstellungen von Tod und Unsterblichkeit ... in unserem Denken immanent" seien und umgekehrt automatisch „das Wissen um die eigene Sterblichkeit auch Vorstellungen von Unsterblichkeit hervorbringt“ (Rhode-Dachser, 2021, S. 49). Jean Laplanches, im Jahr 2014 neu aufgelegter, Sammelband unter dem Titel *Leben und Tod in der Psychoanalyse* versammelt bei näherer Betrachtung dann aber doch wieder Schriften, die sich mit Sexualität und – natürlich – dem Todestriebskonzept befassen, demjenigen Konzept also, das quasi die Blaupause der Todesbefassung der (klassischen) Psychoanalyse abgibt (Laplanche, 1970/2014).

Todestrieb

Dieses von Freud im Jahre 1920 in seinem wegweisenden Text *Jenseits des Lustprinzips* durchaus widersprüchlich eingeführte und bis heute anstößige Konstrukt des Todestriebes (ist dieser nun der Gegensatz zum Lebenstrieb oder ist er vielmehr ein regressiver und von der Biologie des Menschen bestimmter Drang hin zum Ungelebten?) stellte zwar eine Zäsur in der Theorieentwicklung der Psychoanalyse dar, trug aber auch zu der bis heute zu beobachtenden Tendenz vieler Psychoanalytiker bei, das Auftauchen des Todesthemas rasch zu „derealisieren“ und in ihm eine Verarbeitung des Triebs oder gar eine verschlüsselte Bearbeitung ödipaler Themen wie etwa der Kastrationsangst zu erkennen. In diesem sehr zentralen Werk Freuds finden sich mehrere aufeinanderfolgende Entwicklungslinien des Todestriebsgedankens. Dieser, so eine Hypothese, suche die unangenehme Spannung des Lebendigseins zu reduzieren, indem er zurückverweist auf das Unbelebte, das Leblose: „der Leblose war früher da als das Lebende“ und „das Ziel allen Lebens ist der Tod,“ so Freud (1920/2000, S. 40). Unbewusste Zwischenstation dieser Rückwärtsbewegung zum Tod (zum Anorganischen) ist die Rückkehr in den Mutterleib oder in die Mutter Natur, die Mutter Erde. Für unseren Zusammenhang am wertvollsten und v.a. von der französischen psychoanalytischen Schule um Lacan aufgegriffen ist Freuds anfängliche Idee einer Vorrangigkeit des Todestriebes einerseits und einer Teleologie andererseits, die wir, in dann aber gänzlich anderer Manier, bei Heidegger und auch bei C. G. Jung wiederfinden (vgl. Kap. 3.3). Die slowenische Philosophin und psychoanalytische Autorin Alenka Zupančič (2018) leitet daraus ab: „Der Todestrieb ist eine fundamentale oder ontologische Lebensmüdigkeit. Er ist der beständige Unterstrom des Lebens in all seinen bunten und üppigen Formen“ (S. 22). Diese ontologische Lebensmüdigkeit sei damit der „grundlegende Affekt des Lebens“ (Zupančič, 2018, S. 28). Diese bis heute wenig rezipierte Konzeption Freuds bedeutet in der Praxis (Lebens- wie Therapiepraxis) eine völlig andere Sicht auf den Tod als Freuds eigene, später entwickelte antagonistische Triebtheorie. In dieser nämlich ist der Tod dann der Sieg in einem Zweikampf, eine Niederlage des Lebens(-triebes). Die Sicht des Todestriebes als primär bedeutet zwar eine dunklere, vielleicht auch etwas melancholischere Weltsicht. Das eigene Sterben aber bekommt hier den Charakter einer Rückkehr, woraus sich u.a. die zahlreichen mythologischen Motive vom Tod als Heimkehr ableiten lassen.

Vor allem die Einbeziehung klassischer und moderner philosophischer Konzepte in die psychodynamische Diskussion um Tod und Sterben haben zu einer erheblichen Verbreiterung der theoretischen und praktischen Ansätze über die Auseinandersetzungen um die Todestriebstheorie hinaus geführt. Während also einige Autoren behaupten, es werde und wurde sich wenig, aber immerhin, in der Psychoanalyse mit dem Tod auseinandergesetzt, und noch weniger bis kaum mit dem Sterben, legen andere in jüngerer Zeit doch beeindruckende Monografien vor, die die gesamte Thanatoliteratur der Psychoanalyse von Freud an sichten und neue Weiterentwicklungen anbieten (z. B. Dott, 2018; Rhode-Dachser, 2021). 1955 schon veröffentlichte der österreichisch-amerikanische Psychoanalytiker Kurt Eissler seine Sammlung von Essays und Falldarstellungen zum „dying patient" (Eissler, 1977). Neueren Datums ist die von Schöpf (2014) vorgestellte knappe, aber eindrückliche Auflistung der von Freud im Laufe seiner Schaffenszeit beschriebenen Krankheitsbilder (Hysterie, Zwang, Phobie, Melancholie und Paranoia) unter Bezug auf das Todesthema.

3.2 Der Todeskomplex in der Analytischen Psychologie

In seinen Bemerkungen über einen Fall von Zwangsneurose im Jahre 1909 (Freud, 1909/2000) benutze Freud die Bezeichnung „Todeskomplex" für die seiner Meinung nach bei Zwangskranken feststellbare fantasierte Konfliktlösung durch den Tod eines der Konfliktparteien. Während Freud – mit Ausnahme des berühmten Ödipuskomplexes – den Komplexbegriff in seiner klinischen Theorienentwicklung weitgehend fallen ließ und auch seine Idee eines Todeskomplexes nicht weiter ausarbeitete, hat C. G. Jung eine ausgeprägte Komplexpsychologie (lat. *complexus*: umarmen, umschließen), quasi als die Neurosenlehre der Analytischen Psychologie, entwickelt. Sie hat inzwischen einige bedeutsame Erweiterungen erfahren (vgl. Bovensiepen, 2019; Meier, 2017) und stellt eine zentrale Komponente der Persönlichkeitspsychologie und der Klinischen Psychologie der Jung'schen Richtung der psychodynamischen Psychologien dar.

Komplexpsychologie nach C. G. Jung

Komplexe und Archetypen

Komplexe sind zu verstehen als Niederschläge früherer (Beziehungs-)Erfahrungen und enthalten kognitive und affektive Cluster, die jeweils ganz oder teilweise ins Unbewusste verschoben wurden. Sie gehören damit zunächst dem persönlichen Unbewussten an, dessen Matrix sie durch ihre Verbindungen zueinander ausbilden, und haben also mit unserer höchst eigenen Biografie zu tun, sind quasi deren bleibende Spuren.

Aus Sicht der Analytischen Psychologie ergibt sich bei genauer Untersuchung der Komplexe allerdings eine wichtige Besonderheit: Sie kreisen nämlich in ihrer Dynamik um ein jeweiliges überindividuelles „kollektives“ Motiv, einen Archetypus (griech. *archétypon:* Urbild) und werden von diesem energetisiert und z.T. auch gelenkt. Der Archetypenbegriff ist in erster Linie ein kulturpsychologischer Terminus, der außerhalb der psychodynamischen Wissenschaftsgemeinde inzwischen eine fast unüberschaubare und schillernde Breite an Bedeutungen angenommen hat. Archetypen sind nach Jung aber genaugenommen „unanschaulich“, äußern sich nie direkt, sondern immer in archetypischen Bildern und Motiven, die sekundär durchaus eine zeit- und kulturspezifische Einfärbung enthalten (Vogel, 2016c, S. 45) und bipolar strukturiert sind. Im Sinne dessen würde man also den Todeskomplex als die Folge aller subjektiv bedeutsamen Erlebnisse im Sinnfeld des Todesbegriffes (Abschied, Trennung, Verlust, Vergänglichkeit ...) und deren Bezug zum Menschheitsmotivs von Steben und Tod bezeichnen.

Archetyp

Auch der zentrale archetypische Kern des Todeskomplexes ist, so die Konzeption der Analytischen Psychologie von der „Bipolarität der Psyche“, immer zweiseitig aufgebaut, besteht also aus dem Sterbepol (der das eigene Sterben, aber auch das Sterben oder gar die Tötung anderer umschließt) und dem Geburtspol (in dem das eigene Geborenwerden wie auch das Gebären zu finden ist). Dies veranschaulicht sich z.B. in dem in den meisten religiösen Mythen der Welt auffindbaren Motiv der Wiedergeburt nach dem Tod, in dem die beiden zunächst widersprüchlichen Pole kreativ in einer Narration zusammengeführt werden.

Die Konfrontation mit ernsthaften Erkrankungen und erst recht mit der eigenen begrenzten Lebenszeit (aber auch die Konfrontation mit dem Sterben anderer) konstelliert, davon ist auszugehen, den Todeskomplex des Menschen. Dabei werden dann die eigenen assoziierten Lebenserfahrungen, entsprechende Internalisierungen und Identifikationen, aber auch die archetypischen Kräfte herum um Sterben und Tod aktualisiert und beeinflussen unser Erleben. Ob sie schließlich klinisch relevante Symptome auslösen, liegt an ihrer Heftigkeit, an der Art des individuellen Umgangs mit ihnen und dem Gelingen, Misslingen bzw. der Dysfunktionalität der gegen sie gerichteten Abwehrprozeduren. Probleme ergeben sich auch aus der Ausschließlichkeit der Identifikation mit nur einem Pol des zugrunde liegenden Archetyps und an der Frage, ob und wenn ja, wieweit der Todeskomplex im Komplexnetzwerk des Einzelnen benachbarte dysfunktionale Komplexkonstellationen (etwa einen Schuldkomplex, einen Selbstwertkomplex etc.) tangiert und mit Energie versieht. Komplexe können sich solcherart in der Individualpsyche, aber auch makrosozial in Kollektiven konstellieren. Hier ergreifen sie dann ganze Gruppen oder gar Gesellschaften und zwingen sie in ein komplexhaftes Erleben und Geschehen.

3.3 Die Individuation am Lebensende

Anders als die psychoanalytische Tradition in der Nachfolge Freuds entwickelte die Analytische Psychologie als Weiterentwicklung und Konkretisierung einer jungianischen Thanato-Tiefenpsychologie (Vogel, 2018, S. 86) seit jeher auch ihre Sichtweisen zum Todesthema und dessen therapeutische Konsequenzen weiter (vgl. z.B. Dorst, 2017). Jung bezeichnete das Unbewusste als Entsprechung des „Totenlandes" (2009, S. 334) und wies so seine Tiefenpsychologie als Thanatopsychologie aus. Schon früh berichten jungianische Autorinnen von analytischer Arbeit quasi am Sterbebett (z.B. Franz, 1984).

Thanatopsychologie

Inzwischen wurde die jungianische Thanatopsychologie auch eingehenden empirischen Untersuchungen unterzogen (z.B. Relph-Wikman, 1994). Während die genannten psychodynamischen Theorien, einschließlich der zurzeit im Vordergrund stehenden Bindungstheorie (vgl. Abschnitt 6.3.2), primär kausal-reduktiv auf das intrapsychische Geschehen des Sterbenden blicken, d.h. die aktuelle Situation in erster Linie als Produkt vergangener Erfahrungen begreifen, ist die Individuationstheorie der Analytischen Psychologie final ausgerichtet. Dies meint, dass das aktuelle Erleben auch oder sogar in erster Linie bestimmt ist vom Ziel, auf das dieses Erleben hindeutet. Finalität, also die Ziel- und Zweck-Gerichtetheit des menschlichen Daseins, ergänzt notwendigerweise dessen Kausalität, die ursächliche Gewordenheit des Menschen, und überholt diese in der praktischen Bedeutung sogar bisweilen. Hier fühlt man sich erinnert an Martin Heideggers Begriff der Zeitlichkeit, der Temporalität des Seins mit seinen Zeitmomenten (Ekstasen) der Gewesenheit, der Gegenwart und eben auch der Zukunft (Heidegger, 2006). Dieses Finalitätsprinzip findet seinen wichtigsten Niederschlag in der Individuationstheorie Jungs.

Finalität

Das Individuationskonzept nach C. G. Jung

Der Individuationsbegriff ist in der psychodynamischen Literatur v.a. aus der Entwicklungspsychologie Margret Mahlers bekannt, wo er als Seperations-Individuations-Phase eine bestimmte Phase der frühkindlichen Selbstentwicklung bezeichnet (z.B. Mahler, Pine & Bergmann, 2008). Viel weniger populär in der psychodynamischen Community ist das Individuationskonzept C. G. Jungs, das als die erste „Life-span"-Entwicklungspsychologie überhaupt gelten kann und das, trotz einiger

Einlassungen Jungs in diese Richtung, doch weniger als ein Phasen- denn als ein Lebensaufgabenmodell hin zu einer kongruenten Persönlichkeit (bei Jung oft „Ganzheit" genannt) zu verstehen ist.

C. G Jung entwickelte seinen Individuationsbegriff aus der Lektüre Schopenhauers heraus und benutzte ihn selbst erstmals 1920. „Individuation bedeutet: Zum Einzelwesen werden, und, sofern wir unter Individuation unsere innerste, letzte und unvergleichbare Einzigartigkeit verstehen, zum eigenen Selbst werden. Man könnte ‚Individuation' darum auch als ‚Verselbstung' oder ‚Selbstverwirklichung' übersetzen" (Jung 1934a/1995, § 266). Und um Missverständnissen und einem narzisstischen Missbrauch des Individuationsgedankens vorzubeugen, ergänzt er:

> Individuation heißt nicht, dass Sie ein Ich werden – dann wären Sie ein Individualist. ... Individuation bedeutet das zu werden, was nicht Ich ist. Im Verlauf des Individuationsprozesses entdeckt das Ich, dass es nur ein Anhängsel des Selbst und nur locker mit ihm verbunden ist. (Jung, 2021, S. 102)

Diese von Jung benannte „Verselbstung" hat viele Gemeinsamkeiten mit der existenzialistischen *Authentizität* oder der *Kongruenz* in der Humanistischen Psychologie.

Aufgabenmodelle der menschlichen Entwicklung sind auch in der akademischen Psychologie wohlbekannt. Die größte Popularität erlangte hierbei wohl das bis heute einflussreiche, von Erik H. Erickson entwickelte Stufenmodell der psychosozialen Entwicklung (Erikson, 2020) aus der Mitte des letzten Jahrhunderts. Es kann als ein interpersonelles Aufgabenmodell auf einer linearen Zeitachse verstanden werden. Die von Jung beschriebenen Lebensaufgaben wurden von diesem in früherer Zeit z. T. auch linear aufeinanderfolgend gedacht, die moderne Analytische Psychologie geht aber, im Einklang mit der aktuellen Entwicklungspsychologie, eher von einer zyklischen Abfolge dieser Lebensherausforderungen aus, die sich also immer wieder, auf unterschiedlichen Ebenen, mit unterschiedlichen konkreten Inhalten und aus unterschiedlichen Blickwinkeln heraus betrachtet und erlebt, wiederholen.

Lebensaufgaben

Das Individuationsmodell Jungs bietet eine sehr nützliche Hilfe, ja fast einen Leitfaden zu einem psychodynamischen Verständnis des Lebensendes und dessen etwaiger psychotherapeutischer Begleitung. Zunächst wird bzgl. des Lebensendes aus der Ausrichtung auf Authentizität und Ganzheit ein Thema des „Futurum II" – nämlich die Frage „Wer möchte ich gewesen sein?". In Bezug auf den Sterbeprozess konnte inzwischen zudem unter Einbeziehung aktueller Forschungsstudien gut aufgezeigt werden, dass die entwicklungspsychologischen Aufgaben des Individuationsprozesses auch in ganz ähnlicher Gestalt die Aufgaben des Sterbeprozesses sind (Vogel, 2019b), d.h., alle Individuationsaufgaben finden Entsprechungen in der letzten Lebenszeit. So ergibt sich ein gut belegbarer Nachweis der von der Jung-Schülerin Aniela Jaffé bereits 1984 festgestellten zweiseitigen Bedeutung des analytisch-psychologischen Individuationskonzeptes für das Verständnis des Sterbeprozesses:

Aufgaben des Sterbeprozesses

1. „Der Individuationsprozess ist ... wenn er richtig verstanden wird, auch eine Vorbereitung auf den Tod" (Jaffé, 1984, S. 12).
2. Im Sterben wird ein Individuationsgeschehen ermöglicht.

Der erste Punkt erinnert an Freuds berühmtes *„Si vis vitam, para mortem"* aus dem Jahr 1915 (S. 60), und es wird deutlich werden, dass alle Individuationsaufgaben des Lebensendes bereits mitten im Leben eingeübt, ja als „normale" Entwicklungsaufgaben beschrieben werden können.

Ähnlich dem verbreiteten Trauer-Aufgaben-Modell des amerikanischen Trauerforschers William Worden (1982), der damit die Aufmerksamkeit von Phasenmodellen der Trauer (vgl. Kap. 2.3) weglenkte, zeigt die Individuationstheorie damit eine empirisch gut belegbare Alternative zu den bereits erwähnten Phasenmodellen des Sterbens, etwa von Elisabeth Kübler-Ross, auf, das moderner erfahrungswissenschaftlicher Validierung nicht standhält (z.B. Fritzsche & Campagnolo, 2018). Vielmehr wird heute von einem „höchst individuellen" und „spiralförmigen und dynamischen" Ablauf des Umgangs mit den Sterbeaufgaben ausgegangen (Mayer & Wasner, 2019, S. 31), was der aktuellen Konzeption der Individuation sehr entspricht.

Ausrichtung an Sinn und Ziel

Die grundsätzliche Finalitätsausrichtung des menschlichen Daseins zeigt sich in der jeweils eigenen Ausrichtung nach vorne, einem Ziel und Sinn entgegen. Und das auch (noch) im Sterbeprozess, denn „auch wenn das Ende des Lebens naht, ist Zukunftsoffenheit möglich" (Boothe, 2014, S. 226). Jung selbst schreibt dazu: „Ich bin als Arzt überzeugt, dass es sozusagen hygienischer ist, im Tode ein Ziel zu erblicken, nach dem gestrebt werden sollte, und dass das Sträuben dagegen etwas Ungesundes und Abnormes ist, denn es beraubt die zweite Lebenshälfte ihres Zieles" (Jung, 1930/1995, § 792). Im Kleinen erfolgt dies in der Ausrichtung auf die nächsten Stunden oder Tage, im Großen eventuell in einer Ausrichtung auf ein Jenseits und ein „Leben danach". Konkreter sind hier Möglichkeiten, das Jenseits, auf das hingezielt wird, als das real nach dem eigenen Tod stattfindende Leben der anderen zu begreifen. Hierzu gehören die Gedanken an die Generativität als „die einzige Form der Unsterblichkeit, die uns gewährt wird" (Morbitzer, 2018, S. 109) durch die Annahme, „dass es ein Leben nach dem Tod gibt: dass andere weiterhin leben, nachdem ich gestorben bin" (Scheffler, 2015, S. 11; vgl. Kap. 7.7).

Im Folgenden sollen einige wesentliche Individuationsaufgaben und ihr Bezug zum Lebensende knapp zusammengefasst werden:

Individuations-aufgaben

1. *Persona-Relativierung:* In seinem letzten Lebensjahr teilte der maßgebliche Kinderpsychoanalytiker und Entwicklungspsychologe Donald Winnicott in einen Vortrag mit, er hoffe, einmal so klein zu werden, dass er durch das schmale Loch, das Sterben genannt werde, passe (zit. in Kahr, 1996). In der Sprache der Analytischen Psychologie geht es hier um die Rückentwicklung dessen, was bis ca. zur Lebensmitte, heute sicher noch ein Stück darüber hinaus, entwickelt wurde: der Maske, die wir vor uns selbst und der Welt aufsetzten, um den Erwartungen und Rollen der Gesellschaft und der Gruppen, in denen wir uns aufhalten, und deren Internalisierungen gerecht zu werden. Diese Persona „ist ein kompliziertes Beziehungssystem zwischen dem individuellen Bewusstsein und der Sozietät" (Jung, 1934a/1995, § 305) und beinhaltet Persönlichkeit, Aussehen und Ansehen, materiellen und immateriellen Besitz. Sich weder mir ihr vollständig zu identifizieren noch mit seinem, um noch einmal einen Begriff von Donald Winnicott zu benutzen, „wahren Selbst" zu weit von ihm distanziert zu sein, ist wohl die gesündeste Einstellung. Eine solche Einstellung lässt sich in unserer postmodernen Gesellschaft, in der der Mensch das ist, als was er sich den anderen präsentiert, und die, um erfolgreich zu sein, eine absolute Identifikation und gleichzeitig Perfektionierung der Persona verlangt, nur mit Mühe erreichen. Erst am Lebensende erhält man die Chance, Persona-Aspekte hinter sich zu lassen und damit mehr und mehr zum Eigentlichen der Persönlichkeit vorzudringen. Dies ist zudem nicht nur eine Chance, sondern bisweilen auch eine Verpflichtung, wenn Krankheit den Körper und die Sinnesorgane herabmindert und Hilfs- und schließlich Pflegebedürftigkeit das Ausfüllen der alten Rollen verunmöglicht, denn die Bewusstheit des nahen Lebensendes verdeutlicht uns „das langsame und unaufhaltsame Näherkommen jener schwarzen Wand, welche alles, was ich liebe, wünsche, besitze, hoffe und erstrebe endgültig verschlingen wird" (Jung, 1934b/1995, § 796). Das „Loslassen", das so viele psychologische und religiöse Autoren als Notwendigkeit des Sterbeprozesses formulieren, hat hier seine psychodynamische Entsprechung. Mit der Betonung auf einer „Relativierung" aber wird der Wert der angesammelten Persona, also auch der Wert des bisherigen (äußeren) Lebens, validiert, sie ist nicht unnötig, schlecht oder gar eine bloße Illusion, sondern ist bedeutsamer Teil unserer Lebensspur und muss nun aus dem Hier und Jetzt des Lebensendes zurückweichen in den Rückblick auf das gelebte Leben (vgl. Kap. 7.7).

Persona

2. *Der Tod und das Schattenthema:* Die Individuationstheorie der Analytischen Psychologie beinhaltet auch die Aufgabe der Art „Schatten-Integration". Wie so oft entwickelte Jung auch diesen Begriff nicht systema-

„Schatten-Integration"

tisch weiter, vielmehr durchzieht er die Hauptlinien seines Werkes als eine Art Nebenrauschen, was wiederum sehr gut veranschaulicht, was sich unter dem Schatten vorzustellen ist, nämlich der „abgewandte" Teil der Persönlichkeit, die „trotz ihres ich-feindlichen und ich-fremden Charakters" (Neumann, 1993, S. 72) untrennbar mit dem Menschsein verbundene „dunkle Seite" des Seelischen. Er umfasst das in Freud'scher Terminologie Abgewehrte und mehr oder weniger erfolgreich ins Unbewusste Verdrängte, das Beschämende und Beschuldigende ebenso wie das gesamte Ungelebte des jeweiligen Menschen. Damit weist es nicht nur in der Zeitachse nach hinten und beinhaltet das nie mehr erreichbare, für immer Verpasste und Versäumte, es weist aber auch nach vorne hinein in Ambitionen und Ehrgeiz, wenn Ungelebtes doch noch zur Verwirklichung drängt.

Bisweilen zählt Jung den Schatten zu den Archetypen (z.B. Jung, 1924b/1995, § 611), man würde ihn heute aber eher als pyramidenhaft geschichtet betrachten, mit bewusstseinsnahen Schichten ganz oben und archetypischen Schichten tief unten (vgl. Vogel, 2015a). Dieser Archetypische Boden verbindet in der Philosophie Jungs jeden Einzelnen mit den Menschheitsabgründen, mit den destruktiven und „bösen" Potenzialen des Menschen. Hier finden sich dann wieder Anklänge an manche Aspekte der oben dargestellten Todestriebshypothese Freuds.

Die Schattenpsychologie Jungs ist für unseren Zusammenhang aus unterschiedlichen Gründen besonders bedeutsam: Ganz allgemein; da der Tod selbst in unserer Gesellschaft und in vielen Individuen ein Schattenthema darstellt, also ein Thema, das nur wenig bewusst, meist negativ getönt und in Abwehrprozeduren gekleidet vorkommt. Im Schatten versammelt sich aber auch das gegenteilige, „ungelebte Leben", das, was zum Glück oder zum Unglück des Einzelnen nie real geworden ist. Auch die klassische Psychoanalyse weiß: „in der Situation des Sterbens verdichtet sich bei vielen Menschen das Unerfüllte und kann Angst, Verzweiflung und Wut auslösen" (Burkert & Hierdeis, 2017, S. 282). Die psychodynamische Therapie sollte „diese Gefühle aufnehmen und dem sterbenden Menschen helfen, sich mit der endgültigen Unfertigkeit zu versöhnen" (Burkert & Hierdeis, 2017, S. 282) oder auch bewusst und einverstanden damit zu hadern. Schließlich ist die archetypische „Aufladung" des Todes etwas, das jeder Einzelne in dessen Nähe verspürt.

Projektion

3. *Die Rücknahme von Projektionen:* In der gängigen Definition der Projektion bezeichnet der Terminus unbewusste Vorgänge, mittels derer „eigene psychische Inhalte, v.a. Affekte, Stimmungen und Impulse, aber auch Bewertungen anderen Personen zugeschrieben" werden (König, 1997, S. 47). In der klassischen Psychoanalyse gilt die Projektion als früher Abwehrmechanismus, der nicht selten auf strukturelle Störungen hinwiest. In dieser Hinsicht kann das vermehrte Auftreten projektiver

Vorgänge bei Sterbenden als Bestätigung regressiver Vorgänge am Lebensende gelten. Diese größtenteils pathologisierende Sichtweise projektiver Mechanismen als Abwehr entspricht nicht den Beobachtungen von Sterbeprozessen. Der erweiterte Projektionsbegriff der Analytischen Psychologie kommt diesem wechselhaften Geschehen von Projektion und dessen Rückzug näher. Jung sah in projektiven Vorgängen nicht per se Pathologie.
Projektion kann, zumindest temporär, auch im Dienste der Persönlichkeitsentwicklung stehen. So kann durch sie etwa Vertrautheit hergestellt werden, und durch eine zwischenzeitliche Spannungsentlastung kann sich der Mensch anderen bedeutsamen inneren und äußeren Aktionen zuwenden. Trotzdem bedeutet das projektive Hinausverlagern von Eigenanteilen die Gefahr eines gewissen „Seelenverlusts", und eine „innere Sammlung" wird nötig (Franz, 1978, S. 34). Schwere Erkrankungen, Pflegebedürftigkeit und das „Gefesselt-Sein" ans Sterbebett, die oben beschriebene häufig zu beobachtende Abwendung von der Welt, das alles macht Aktivität im Außen unmöglich und birgt automatisch die Chance ebendieser introvertierten Bewegung der Sammlung.

4. *Die Entwicklung innerer Begleiter:* Aus der klassischen Psychoanalyse kennen wir den für eine gesunde Entwicklung unbedingt notwendigen Aufbau positiver Internalisierungen, vermittelt über positive Objektbeziehungen schon in den frühesten Jahren. Fähigkeiten wie Introspektion, Empathie, Selbstberuhigung und Selbstachtung sind darauf angewiesen. In der Analytischen Psychologie hat sich, ausgehend von Jungs Konzepten von Anima und Animus und von den zahlreichen Beobachtungen des Auftauchens von hilfreichen Figuren in Träumen und Imaginationen, eine lange Tradition der Wertschätzung solcher „inneren Helfer" herausgebildet, die heute v. a. in der Traumatherapie eine Renaissance feiert. Wie bereits beschrieben, wird aber von dieser psychodynamischen Schulrichtung auch auf den archetypischen Gehalt solcher Bilder hilfreicher Gestalten hingewiesen, d. h. auf die Tatsache, dass sie, ganz unabhängig von den konkreten Internalisierungserfahrungen des Einzelnen, auch anknüpfen an menschheitsimmanente Symbole der Sicherheit, des Schutzes und der Hilfe. Empirische Untersuchungen des Bilderlebens Sterbender können heute deutlich nachweisen, dass in Visionen und im Traumerleben am Lebensende diese Begleiter – wahrscheinlich als Projektion innerer Selbstanteile – eine große Rolle spielen. Es sind bekannte oder unbekannte Personen, Engel, religiöse Figuren oder auch Tiere, die manchmal zwar erschrecken, meist aber einen beruhigenden und hoffnungsgebenden Charakter haben. Sie treten unabhängig von der Art der Krankheit, der verabreichten Medikation oder der schließlichen Todesursache auf und machen den weitaus größten Teil der sog. *deathbed phenomena* (DBP) aus (vgl. z. B. die Stu-

Innere Begleiter

die von MacConville und McQuillan von 2009. Dies ist mit dem bezeichnenden Titel *Deathbed Experiences in Irish Palliative Care* an der University of Barth (Baxter, 2010) verdeutlicht. Statt diese Phänomene in erster Linie als Abwehr oder als Begleiterscheinungen hirnphysiologischer Prozesse zu sehen (was sicher auch richtig sein mag), ist es in der therapeutischen Arbeit sinnvoll, die in der Analytischen Psychologie vorherrschende Wertschätzung des inneren Bildes als bedeutsame Ressource der Individuation zu sehen.

Normierung des Sterbeprozesses

5. *Der eigene Tod:* Im Einleitungskapitel wurde bereits auf die Unangemessenheit einer wie auch immer gearteten Normierung des Sterbeprozesses hingewiesen. In der Anwendung eines Lebensaufgabenmodells, wie des geschilderten Modells der Individuationsherausforderungen, auf die letzte Lebensphase steckt ebenfalls die Gefahr, das Sterben zu einer normierbaren und leistbaren Aufgabe zu machen, und ein „gelungenes" Sterben, das von den Außenstehenden meist als ein ruhiges und friedliches Sterben definiert wird, als Kriterium einer erbrachten und kollektiv geforderten Leistung zu sehen. Nicht unerheblich zu diesem Leistungsdenken beigetragen hat hier übrigens der Begründer der Existenzanalyse, Viktor Frankl, dem durchaus ein hohes Verdienst bzgl. der Einbringung des Todesthemas in den psychotherapeutischen Diskurs zukommt, der allerdings an verschiedenen Stellen explizit davon spricht, „das Leiden auf der menschlichen Ebene in eine Leistung umzusetzen und umzugestalten" (Frankl, 2015, S. 87). Das übergeordnete Ziel des Individuationsprozesses jedoch ist die authentische, kongruente Persönlichkeit. Sehen wir die Sterbesituation also als Mikrokosmos der Individuation, so zeigt sich hier die besondere Bedeutung einer wahren Selbstbestimmung am Lebensende. Sowohl das Ziel der Individuation, die einzigartige und in sich kohärente Persönlichkeit, als auch die individuelle Art und Weise des Umgangs mit den Herausforderungen sind so zahlreich, wie es Menschen gibt.

Authentische, kongruente Persönlichkeit als Ziel des Individuationsprozesses

Abschließend anzumerken ist, dass, wie in den Freud'schen Traditionslinien, auch in der Analytischen Psychologie das Entwicklungsmodell (hier also die Individuationstheorie) als therapeutisches Prozessmodell Anwendung findet. Der therapeutische Prozess beinhaltet die hier beschriebenen Individuationsaufgaben, und ihre Bearbeitung ermöglicht eine gesunde (Weiter-)Entwicklung. Für die Sterbethematik heißt das, dass auch der analytische Prozess implizit und ohne Absicht eine Einübung in die Lebensaufgaben darstellt, die im Sterben wieder virulent werden.

4 Psychotherapie als Klinische Philosophie in Beziehung

Psychodynamische Psychotherapie am Lebensende stellt sich in dieser Schrift explizit in eine philosophische Tradition. Ohnehin ist die Psychotherapie historisch eine Tochter der Philosophie und hat sich erst relativ spät in ihrer Entwicklung der Medizin zugewandt, mit der Folge eines nunmehr ambivalenten, in manchen therapeutischen Schulrichtungen sogar ablehnenden oder zumindest ignorierenden Verhältnisses zu ihr. Die Ziele, die sich die Philosophie für den Menschen allgemein setzt, ihm zu Bewusstheit, (Selbst-)Reflexion, innerer Freiheit und schließlich zur Lebenskunst zu verhelfen, sind bei genauer Betrachtung und heruntergebrochen auf den einzelnen Menschen auch die Ziele der Psychotherapie und könnten in moderner Terminologie als deren *common ground* betrachtet werden. Symptomlinderung oder Freuds „Leistungs- und genussfähig"-Werden (Freud, 1912/2000, S. 179) leiten sich bei genauer Betrachtung sekundär daraus ab. Grundsätzlich finden sich sieben Rollenmodi für die Philosophie in Bezug auf Psychotherapie:

Common ground der Psychotherapie

- Basis und Ausgangspunkt psychotherapierelevanten Nachdenkens (betrifft das zugrunde gelegte Menschenbild und die daraus abgeleitete Erkenntnistheorie) und damit
- Grundlage der Psychotherapie bzgl. Forschung(-smethoden) und Praxis,
- (historische) Vorläuferin der Psychotherapie,
- Kritikerin der Psychotherapie,
- externe Validierung der Psychotherapie (Erkenntnistheorie, Wissenschaftstheorie),
- Methodenlieferant für die Psychotherapie (bzgl. Forschung und Praxis),
- Konkurrenz bzw. Ersatz für die Psychotherapie.

Historisch gesehen sind es v. a. Existenzanalyse und Daseinsanalyse (z. B. Längle & Holzhey-Kunz, 2008) sowie die Analytische Psychologie (z. B. Vogel, 2018), die innerhalb des psychodynamischen Ansatzes psychotherapeutische Denk- und Handlungstraditionen explizit aus der Philosophie und mit Mitteln derselben begründeten. Während seit einigen Jahrzehnten v. a. die Existenzielle Psychotherapie in der Nachfolge Rollo Mays (z. B.

May, 1983) auf der Ebene einer modifizierten psychodynamischen Therapiepraxis weltweit einen starken Einfluss auf die konkrete Praxis von Psychotherapeuten nahm, ist es aktuell eine neu zu begründende Psychotherapiewissenschaft, die aus unterschiedlicher Perspektive die philosophische Überlegung an den Anfang ihrer Arbeit setzt (z. B. Burda, 2012; bzgl. der Psychoanalyse sind in jüngerer Zeit hier z. B. Warsitz & Küchenhoff, 2015, zu nennen).

Der Tod in der Philosophie

Zudem ist wissenschaftshistorisch wohl unbestritten, dass lange vor psychotherapeutischen Überlegungen die Mythologie und mit und nach ihr die Philosophie mit den Themen des Sterbens und des Todes befasst waren. Bis heute ringt die Philosophie um den Begriff des Todes, stellt Überlegungen an, ob er als gut oder als schlecht zu bezeichnen ist, ob und warum man ihn fürchten solle, wie es mit dem eigenen Sterben im Vergleich zum Sterben anderer bestellt ist usw. „Philosophieren heißt sterben lernen" meinte schon vor fast 500 Jahren der französische Essayist und Philosoph Michel de Montaigne in seinem wohl bekanntesten Aufsatz (Montaigne, 1580/1976), und die Geschichte der Philosophie ist zumindest in Antike und Neuzeit weltweit in erster Linie eine Philosophie des Todes oder eine Thanatophilosophie (vgl. z. B. Wittwer, 2009). Vor allem von der Existenzphilosophie wurde dieses Interesse erneut aufgegriffen (Taureck, 2004), sodass es nicht verwundert, dass gerade sie die Psychotherapie besonders zu inspirieren vermochte. In der Psychoanalyse stellt v. a. das bereits beschriebene Todestriebkonzept eine enge Verbindung zwischen philosophischen und (tiefen-)psychologischen Denkansätzen her (Schöpf, 2014, S. 184 ff.). Psychotherapie, und erst recht Psychotherapie im Umkreis des Todes, wird aufgrund dessen automatisch zu einer „Klinischen Philosophie", ein Begriff den der einflussreiche amerikanischen Psychotherapeut Irvin Yalom (2005, S. 44) erneut in die psychotherapeutische Landschaft einwarf und der damit nicht eine philosophische Therapeutik (z. B. Poltrum, 2010) oder gar eine generelle Sicht der Philosophie als „eine Art Therapeutikum" (Münk, 2014, S. 11) meint, sondern ein übergeordnetes psychotherapeutisches System mit allen dazugehörigen Facetten begründet.

Begriff der „Klinischen Philosophie"

Irvin Yalom ist mit seinem Lehrmeister Rollo May sicher „einer der wenigen Therapeuten, die sich explizit in die weitläufige Tradition der philosophischen Lebenskunst gestellt haben" (Gödde & Zirfas, 2016, S. 466), kann aber sicher nicht als „Erfinder" einer klinisch-philosophischen Sichtweise gelten. Von Freud etwa hören wir in einem Brief an Fließ schon 1896, er „habe als Mensch keine andere Sehnsucht gehabt als die nach philosophischer Erkenntnis" (Freud, 1986, S. 190) und C. G. Jung meint noch klarer, „dass wir Psychotherapeuten eigentlich philosophische Ärzte oder ärztliche Philosophen sein sollten, oder vielmehr, dass wir es schon sind, ohne es wahr haben zu wollen ..." (Jung, 1946/1995, § 181). Direkt entwickelt wurde der Terminus „Klinische Philosophie" aber wohl heraus aus der phänomenologischen Psychiatrie von Karl Jaspers (z. B. 1999) und aus der Heidegger-inspirierten Daseinsanalyse (z. B. Holzhey-Kunz, 2014).

Yalom meint eine von der Philosophie inspirierte und ihre Erkenntnisse und z. T. auch Methoden aktiv einbeziehende Form psychotherapeutischer Arbeit. Genauer gesagt geht es bei der Entwicklung eines psychodynamischen Ansatzes zur therapeutischen Arbeit am Lebensende um eine empirisch gestützte Klinische Philosophie *in Beziehung*, da gerade das Beziehungsthema in der Betrachtung von Übertragung, Gegenübertragung und Intersubjektivität die psychodynamische Identität ausmacht und gleichzeitig der gemeinsame Aufenthalt in Todesnähe bei Therapeut und Patient eine besondere, nämlich existenzielle, Beziehungsqualität erhält (vgl. Kap. 6.4). Durch diesen Hier-und-Jetzt-Beziehungsschwerpunkt bewahrt sich Psychotherapie als Klinische Philosophie auch vor der Gefahr der zu starken Betonung kognitiver und intellektueller Faktoren.

Bedeutsamkeit der Beziehung

Wichtig ist an dieser Stelle zu bemerken: Die philosophischen Theorien selbst sind in den therapeutischen Sitzungen nur selten direkter Gesprächsgegenstand, sodass ein gewisser Bildungsstand selbstverständlich nicht Voraussetzung für die Patienten ist. Vielmehr sind philosophisch inspirierte Psychotherapeuten eventuell besser in der Lage, auf grundlegende Themen ihrer Patienten aufmerksam zu werden und aus einem großen Menschheitsschatz des Wissens um den Umgang damit zu schöpfen. Klinische Philosophie in Beziehung findet sich tatsächlich in einer gewissen Nähe zur genannten Philosophie der Lebenskunst (vgl. dazu Gödde & Zirfas, 2016), der sog. „philosophischen Seelsorge" (z. B. Schmidt, 2016), dem „philosophical counseling" und zur philosophischen Praxis (Achenbach, 2010). Sie ist aber eben gerade durch die Betonung des (therapeutischen) Beziehungsaspekts, ja der expliziten und vorrangigen Ausrichtung an der Beziehung (Yalom 2009), oft von diesen Konzeptionen ebenso deutlich unterscheidbar wie durch ihre Berücksichtigung des klassischen und aktuellen psychodynamischen klinischen Wissens, die verhindert dass sie „die Löcher, Diskontinitäten und Brüche im Dasein übersieht oder philosophisch überkleistert" und das dynamische Unbewusste aus dem Blick verliert (Schöpf, 2014, S. 195). Für die der philosophischen Praxis entsprechende „philosophische Beratung" und die „Philosophie als Medizin für die Seele" weist Marinoff (2005) darauf hin, dass es hierbei nicht um Behandlungen von Pathologien geht, und kritisiert die Tendenz „der Psychologie und Psychiatrie ... jeden und alles in Reichweite ‚krank zu reden', das heißt medizinisch zu bestimmen" (S. 23) und pointiert damit auch den für unser Thema bedeutenden Sachverhalt der Arbeit mit der „Normalität" des Sterbenmüssens.

Ars moriendi – die Kunst des Sterbens

Das vorliegende Buch steht in einem gewissen Sinne in einer uralten Tradition. In der antiken Philosophie, namentlich v.a. bei Epikur und Platon, wird diese bereits als Möglichkeit, Sterben zu lernen, beschrieben (vgl. Brachtendorf, 2012). Im europäischen Spätmittelalter tauschten die Menschen kleine Sterbetexte aus, in denen auf das Sterben vorbereitet, vor Versuchungen gewarnt und Ermutigungen sowie Vorgaben für die allerletzte Lebenszeit gegeben wurden. Die allgemein kurze Lebenszeit, Hungersnöte, Kriege und Pestepidemien machten eine Verdrängung des Todes unmöglich und förderten ein *memento mori*, dessen Verunsicherungspotenzial zur Nachfrage nach Anleitungen eines „richtigen" Sterbens führte, das dann auch das gewünschte Weiterleben im erwünschten (paradiesischen) Teil des räumlich untergliederten Jenseits ermöglichte. Im Sinne einer *Bilder-Ars* wurden die Vorgänge des Sterbens und die empfohlene Reaktion des Sterbenden darauf auch in Holzschnitt-Abbildungen dargestellt. Eine ähnliche Tradition finden wir in den Sterbebüchern Tibets oder des alten Ägypten, sodass davon ausgegangen werden kann, dass das Bedürfnis nach Sicherheit, Begleitung und Anleitung am Lebensende ein Menschheitsmotiv und weitgehend kulturunabhängig gefasst ist.

Die Sterbephase wird im Blick der *ars moriendi* zur letztendlich entscheidenden Lebenszeit. Weniger das *Wann*, sondern das *Wie* des Sterbens rückt hier in den Mittelpunkt einer ängstlichen Hoffnung, dadurch, dass es „korrekt" erfolgt, frühere Verfehlungen ausgleicht und das Seelenheil – wie immer dieses die jeweilige Kultur sich vorstellt – quasi in letzter Minute noch erreicht werden kann.

Die mittelalterliche *ars moriendi* wie auch die modernen Individuationstheorien der Analytischen Psychologie entwickeln aus dem Wissen um das Sterben eine Anleitung für das Leben, eine *ars vivendi*. „Der Mensch ist durch den Tod bedrängt und findet Analogien zum Tod – in seinem Leben" (Caruso, 2001, S. 225). Sich dieser Analogien bewusst zu werden und sich im Sinne eines sterblichkeitsinspirierten Lebensaufgabenmodell an ihnen abzuarbeiten sind die Inhalte einer entsprechenden Lebenskunst.

5 Aspekte der psychotherapeutischen Arbeit am Lebensende

5.1 Die Totalität des Sterbens

Der Tod ist ein ganzheitliches Geschehen, sterben geht nicht nur „ein bisschen“. Die moderne Palliativforschung zeigt deutliche Hinweise dafür, dass neben den körperlichen Bedürfnissen am Lebensende (Schmerzfreiheit, Ausscheidungskontrolle etc.) spirituelle, soziale und gesellschaftliche Bedürfnisse stehen. Heute spricht die Palliativmedizin in diesem Zusammenhang klassischerweise auch von „total pain“ (vgl. Saunders, 1996) in der Sterbephase. Gemeint ist ein Schmerz, der neben dem Körperlichen v.a. emotionale, aber auch soziale und spirituelle Aspekte beinhaltet und dem existenzialphilosophischen Begriff der „Grenzsituation“ nahekommt. In moderner Terminologie wird bisweilen auch von „total suffering” gesprochen, einem Konzept, das besonders die dynamische Wechselwirkung der einzelnen Syptome betont: „The concept of total suffering is well known to palliative care, and it indicates that there are several complex and correlated factors, which contribute to a dynamic and unique experience of one's illness trajectory“ (Julião et al., 2020, S. 733). Der Terminus *suffering* weist auch, stärker als *pain*, auf den höchst subjektiven Erfahrungscharakter des Leidens hin, der nicht durch objektivierbare Schmerzparameter festlegbar ist. Für den psychotherapeutischen Zugang ist das Konzept zumindest als Heuristik sehr nützlich, um die Breite und das Ineinandergreifen der Problemstellungen im Auge zu behalten, auch wenn eine der Komponenten zweitweise in den Vordergrund tritt.

Total pain, total suffering

In einem zweiten Bedeutungsstrang weist der Begriff des „total suffering“ auch auf die soziale Ausbreitung des Lebensendes eines einzelnen Menschen hin. Total wäre das Leiden dann deshalb, weil alle Menschen im Umfeld des Sterbenden, in einer oder mehreren Komponenten, als „Mitleidende“ einbezogen würden. Aufgabe von Sterbebegleitung und psychotherapeutischer Intervention ist es deshalb nicht selten, diese Totalität nicht ins Totalitäre umschlagen zu lassen und darauf zu achten, dass das Umfeld Sterbender genügend kompensatorische Lebendigkeit erfahren kann.

5.2 Affekte am Lebensende

Mit dem Wissen um die deutliche Begrenztheit des eigenen Lebens gehen fast regelhaft bestimmte Gefühlslagen einher, die in unterschiedlicher Intensität, sich abwechselnd oder miteinander, das Erleben der Menschen bestimmen. Es handelt sich dabei, das sei nochmals betont, auch, wenn sie heftig ausfallen, nicht um pathologische Phänomene, sondern um normale, der Auseinandersetzung und schließlich Anpassung dienende Emotionen. Die folgenden Abschnitte beschreiben die vorherrschenden emotionalen Zustände zunächst rein phänomenologisch. Dabei ist zu beachten, dass letztendliche Grundlegungen nicht im Hier und Jetzt der Sterbesituation, sondern entwicklungspsychologisch oft bereits recht früh zu verorten sind. Hinzu kommt, dass auch die konkrete Lebenssituation und die Lebensphase des sterbenden Menschen eine große Rolle bzgl. des Umgangs mit dem bewussten Lebensende spielen. Der erneute Autonomieverlust schwerstkranker Adoleszenter, die Sorge um die Versorgung der kleinen Kinder nach dem eigenen Tod, das Gefühl, vom Leben betrogen zu werden, bei manchen alten Menschen, all das macht deutlich, dass die jeweilige (Sterbe-)Situation ganz spezifisch zu betrachten ist.

5.2.1 Die Verunsicherung der Sterbenden

Verunsicherung ist wohl der den im Eingangskapitel erwähnten „großen Themen" unterliegende Grundtenor. Der Tod ist ein den Menschen extrem verunsichernder Denk-, Gefühls- und Erlebensbereich. Wir wissen weder, wie Sterben geht, noch ob, und wenn ja, was nach dem Tode kommt. Auch vordergründig als gewiss erlebte Rationalisierungen oder Illusionsbildungen leisten dem Wiederanfluten des Verdrängten nur ungenügend und unvollständig Gegenwehr. Hinzu kommt, dass auch die reale Situation Sterbender eine ungewisse ist. Obwohl der allergrößte Anteil der Todkranken über Diagnose und Prognose unterrichtet werden will, erhält er von den Ärzten oft nur ungenügende, unklare Informationen (Fritzsche & Campagnolo, 2018). Die Verunsicherung *in conspectu mortis*, in Erwartung des Todes, und das Erleben des Übertritts in den Tod stellen in ihrer Unwissbarkeit und Unvorstellbarkeit wohl die maximale Konstellation von Unsicherheit dar. Der „Doppelcharakter des Todes als etwas uns zutiefst Fremdes und Äußeres und doch höchst Eigenes" (Dott, 2018, S. 83) forciert dessen Opazität und Unfassbarkeit. „Der Tod ist in mir selbst, und dennoch gehört er mir nicht zu. Er ist in mir und gegen mich. Und ist nicht einzuholen. Niemals zu begreifen, niemals. Er läßt sich auch nicht annehmen oder hinnehmen", so Dolf Sternberger bzgl. seines Erlebens (Sternberger, 1981, S. 16).

Quellen der Verunsicherung

Nicht mehr zu wissen, was kommt, weder im Diesseits (z. B. Schmerzen, körperlicher Verfall) noch in einem eventuellen Jenseits, ist eine der Quellen dieser Verunsicherung. Und Verunsicherung erwächst auch aus dem (bisweilen intuitiven) Wissen des Archetypischen, den Einzelnen in seiner Gewalt Übersteigenden, das sich thematisch und emotional im Umkreis des Todes aufhält. Aus diesem Grund ist Todesnähe, auch antizipiert etwa durch das Hören einer infausten Diagnose, in der Lage, Traumatisierungen auszulösen (z. B. Arnaboldi et al., 2014).

Verunsicherung kann als transdiagnostischer Faktor und damit als *common ground* von Psychotherapie überhaupt betrachtet werden. Wahrscheinlich drehen sich alle psychischen Symptome im Endeffekt um existenzielle Grundparameter (Vogel, 2020b), die sämtlich eine intrapsychische Verunsicherungsreaktion in Gang setzen. Verunsicherung hat also zumeist eine existenzielle Grundbasis, d. h. die jedem Erleben unterlegten existenzielle Themen lösen sie zwangsläufig aus. Darüber gibt es einen „Überbau", der entweder situationsbegründet oder neurotisch erklärbar ist. Verunsicherung meint psychoanalytisch v. a. den Mangel an beruhigenden Introjekten oder Bindungen an Sicherheit gebende innere Objekte (z. B. Sandler, 2003) Es gibt „keine symbolischen Eltern, ... die die Wirklichkeit auslegen, die den Überblick wahren und der begrenzten Angst weitsichtig beruhigend entgegentreten könnten" (Küchenhoff, 2020, S. 372).

Ambivalenztoleranz

Eine mangelnde Ambivalenztoleranz ist oft Ursache von Verunsicherungserleben. Auch die Todeskonfrontation bleibt meist nicht bei der Verunsicherungswahrnehmung stehen. Ihr Entwicklungspotenzial, das durchaus an Studien zur Thematik eines posttraumatischen Wachstums erinnert, zeigt sich in einer empirisch gut belegbaren zunehmend steigenden Fähigkeit zur Ambivalenztoleranz und damit Verarbeitungskompetenz von Versunsicherung am Lebensende. Zu nennen ist hier z. B. die viele Kliniker verunsichernde Ambivalenz von Todeswünschen in der Sterbephase (vgl. dazu z. B. Lindner et al., 2021). Auch das Traumleben Sterbender weist auf Ambivalenzen hin, etwa wenn Traumata einerseits erinnert, andererseits aber mit einem guten Ende geträumt werden (Levy et al., 2020).

5.2.2 Sterbetrauer

In der Psychoanalyse gibt es eine lange Tradition der Reflexion der engen Verbindung der beiden Themen Trennung und Tod. Sie werden im Begriff des Trennungstodes (z.B. Caruso, 2001, S. 82) verbunden, und Trennungen werden zur Blaupause der Todeserfahrung schlechthin. Das Sterben ist eine Konfrontation mit beständigen tatsächlichen und oft massiven Verlusten bis zum Endgültigen hin, ein andauerndes Vollziehen von Trennungen bis zur letzten und radikalen Trennung von der Welt.

Trennung und Tod

Die schon bei den notwendigen Trennungen der individuellen Entwicklungsgeschichte beobachtbare „Ichkatastrophe" (ebd., S. 37 f.) tritt ein. Söllner (2018a, S. 2 f.) listet folgende Verlusterlebnisse auf: drohender Verlust des Körpers, Verlust der Selbstkontrolle, Verlust der Identität und von wichtigen Lebensinhalten, Verlust von Mitmenschen, Kontrollverlust. Die konkrete Konfrontation mit diesen, zunächst über den wahrgenommenen sterbenden Körper physisch und materiell erlebten Trennungen – psychoanalytisch ausgedrückt: die erzwungene Rücknahme von libidinösen Besetzungen der Welt, des eigenen Körpers und der Funktionen des Ich – erfordern eine kontinuierliche psychische Trennungsarbeit, die einmündet in ein komplexes Trauergeschehen. Dies umso mehr, als bei Sterbenden die libidinöse Energie nicht neu investiert werden kann, sondern sie sich u.U. toxisch werdend anstaut. Die anstehende Arbeit ist eine Arbeit der Trennung und der dadurch notwendig werdenden Abschiede.

Verlusterlebnisse

Trauer bei Hinterbliebenen

Smeding (2012) findet folgende drei unterschiedliche (zeitliche und emotionale) Qualitäten von Trauer bei Hinterbliebenen:

- in der Zeit des Sterbens (Sterbetrauer),
- beim Tod (Todestrauer) sowie
- in den Monaten und Jahren nach dem Tod (Weiterlebenstrauer).

Sterbetrauer ist aber auch eine jeden einzelnen Sterbenden und jede Angehörige betreffende ganz private Notwendigkeit des Abschieds. Vom Leben insgesamt bei den Sterbenden; von der Welt, so wie sie war, für die Weiterlebenden. Sie ist aber auch eine zusammengesetzte und soziale Form des Trauerns. Sie findet statt in den gemeinsamen Momenten des Beieinanderseins im impliziten oder bewussten Gewahrsein des Todes: Sterbende und Angehörige trauern zusammen. Unterschiedliche Trauerweisen werden deutlich, und doch ist der Abschied die gemeinsame Situation. Eine gemeinsame Sterbetrauer ist eine Chance für die (zukünftigen) Hinterbliebenen, die bei einem plötzlichen Tod entfällt. Dies ist wohl ein Grund, warum ein plötzlicher Todesfall ein erhöhtes Risiko einer Traumatisierung birgt. Viele kleine Abschiede, das Zurückweichen aus dem Leben und der (emotionale und bisweilen auch physische) Rückzug des und vom Sterbenden bedingen also einen permanenten Trauerprozess während der letzten Lebensphase. Dies wird besonders deutlich, wenn die Beteiligten sich der finalen Lage bewusst sind. Sterbetrauer ist allerdings in versteckter, weil unbewusster Manier auch aufzufinden, wenn einer oder alle Beteiligten zumindest im Bewusstsein keine Auseinandersetzung mit dem Sterbenmüssen erleben.

Auf der Handlungsebene führt die Ich-Katastrophe des Sterbens zu Bewusstseinsveränderungen und -verengungen und daraus folgend auch zur Verengung des Verhaltensspielraums. Es kommt zu einer Wahrnehmung der Welt aus der Ferne, einer Fremdwerdung, die sekundär den endgültigen Abschied erleichtern kann.

5.2.3 Sterbeschuld

Schon Norbert Elias hat in seinem Sterbebüchlein eindringlich auf „die Verbindung von Todesfurcht und Schuldgefühl" (Elias, 1990, S. 20) hingewiesen. In immerhin sechs unterschiedlichen Aspekten sind Sterbende mit dem Schuldthema konfrontiert. Sie greifen durchaus ineinander, sind aber doch, wenn sie bewusst gemacht werden, getrennt zu formulieren und benötigen auch unterschiedliche Herangehensweisen:

Schuld am Sterben

Elias weist am genannten Ort v. a. und in recht psychoanalytischer Manier auf den durchaus als neurotisch zu bezeichnenden Zusammenhang zwischen den Schuldgefühlen, die ausgelöst werden durch Todeswünsche an unseren Liebsten, und dem eigenen Sterbenmüssen hin. Zum anderen aber, und auf einer viel konkreteren Ebene, geht es um die Schuld am eigenen Sterben, also die Frage, ob die eigene Lebensführung (Rauchen, Ernährung etc.) oder ein Risikoverhalten (schnelles Autofahren, „Risikosportarten") das eigene Sterben verursachten und man sich daher schuldig gemacht habe an der eigenen Weiterexistenz. Die mediale Suggestion, durch die richtige Lebensführung, die Einnahme der relevanten Nahrungsergänzungsprodukte etc. könne das Leben quasi unbegrenzt verlängert werden, sowie die über Reminiszenzen der alten psychoanalytische Psychosomatik vermittelte Sicht, dass Krankheit (mit-)verursacht sei durch nicht aufgearbeitete Konflikte, tragen viel zu dieser Sichtweise bei. Das eindrückliche Wort vom Tod als „der Sünde Sold" des Apostels Paulus in der christlichen Bibel (Römerbrief 6:23) fasst diese irrationalen Gleichsetzungen von Sterbenmüssen und Schuld zusammen und macht ihre Verschiebung in religiöse Mythen deutlich.

Schuld am Anderen

Des Weiteren, und dies scheint zumindest auf der bewussten Eben zentral zu sein, geht es um das Schuldigwerden am Anderen, den man in seinem

Sterben verlässt und hinterlässt. Am stärksten ausgeprägt ist diese Schuld wohl bei Müttern, die noch kleine Kinder hinterlassen. Besonders fatal ist hier die Tatsache, dass zur Trauerarbeit der Hinterbliebenen durchaus das Zulassen von Aggressivität bzgl. des Verlassen-worden-Seins dazugehören kann. Wenn, wie es nicht selten geschieht, diese Trauerarbeit bereits während des Sterbeprozesses des Angehörigen/Freundes passiert, kann es hier zu einer unglücklichen Verschränkung kommen. In diesem Aspekt geht es auch um das, was in historischer Aufarbeitung der Shoah als Überlebensschuld bezeichnet wurde (Niederland, 1980) und sicher nicht auf Holocaust-Überlebende beschränkbar ist.

Die Schuld an Freunden und Angehörigen hat noch einen weiteren, fast „tagesaktuellen" Faktor im Sinne psychodynamischer Aktualkonflikte. Es geht in Ergänzung und Aktualisierung der in Abschnitt 5.3.3 beschriebenen „Schuld des Kummers", den man den Liebesten durch sein Steben bereite, nun um die „Schuld des Kümmerns", d. h. um die alltäglichen Mühen, die der Sterbende seinen Liebsten aufbürdet, indem diese in die Pflege eingebunden werden oder zumindest Besorgungen und Organisatorisches zu erledigen haben.

Schuld des Kümmerns

Die bei einem Großteil der sterbenden Menschen automatisch einsetzende Arbeit des Lebensrückblicks (vgl. Kap. 7.7) fördert einen vierten möglichen Schuldaspekt zutage, nämlich die individuelle Biografie der Schuld, also diejenigen Momente im Lebenslauf, in denen man, vermeintlich oder tatsächlich, schuldig geworden ist und die in der eigenen Einschätzung keine oder nur ungenügende Wiedergutmachung erfahren haben. Hierzu gehört auch ein Schuldgefühl aufgrund wahrgenommener lebenslanger unverdienter Privilegien oder aufgrund eines günstig gesonnen Schicksals im Vergleich zu anderen Menschen, die ihr Leben unter viel schwierigeren Bedingungen zu fristen hatten.

Vermeintliche und tatsächliche Schuld in der Biografie

Existenzielle Schuld

Viel grundsätzlicher ist wiederum das Erleben einer existenziellen Schuld, die bisweilen mit einer Privilegienschuld gleichgesetzt wird, bei genauer Betrachtung von dieser aber deutlich zu unterscheiden ist. In der Psychoanalyse spricht Hirsch (1997) von einem sog. „Basisschuldgefühl", das darin besteht, dass schon allein die bloße eigene Existenz als schuldhaft erlebt wird. Existenzielle Schuld bezeichnet zum einen ganz ähnlich ein Schuldigsein aufgrund der Existenz, allerdings nicht versursacht durch frühkindliche Mangelerfahrungen, sondern weil sie immer wieder Entscheidungen von uns fordert, die immer bedeuten, dass sich andauernd auch *gegen* etwas entschieden werden muss. Vor allem im französischen Existenzialismus geht es aber auch um ein existenzielles Schuldig-geworden-Sein am ungelebten oder, noch deutlicher, am unauthentischen Leben (vgl. Kap. 3.3).

Ganz unten schließlich, quasi auf der kollektiven Ebene unseres Unbewussten, schlummert aber noch ein letztes Schuldthema: Es geht um eine oft unbenannte wie auch schwer in Sprache zu fassende Ahnung, allein durch die Zugehörigkeit zum Menschengeschlecht schuldig zu sein an etwas, das ebenso nicht klar benannt, aber derzeit etwa durch die Erkenntnisse der Umweltwissenschaften zumindest z. T. bewusst werden kann.

5.2.4 Sterbescham

Ähnlich dem Schuldkomplex und mit diesem oft einhergehend bildet auch das Schamgefühl ein differenziertes Feld im Zusammenhang mit Tod und Sterben. Als Scham bezeichnen wir in der Tiefenpsychologie zuallererst phänomenologisch das Gefühl in Reaktion auf die Wahrnehmung von eigenem Ungenügen durch Verfehlen eigener oder fremder Vorgaben und damit zusammenhängender Bloßstellung. Es ist ein soziales Gefühl, das sich auf andere bezieht und auch mit Intimität, Würde und Respekt zu tun hat (vgl. Bohn, 2018). Es dreht sich um das Empfinden, als liebesunwürdig, ja sogar als verachtenswert erkannt worden zu sein, das auch bei Sterbenden in den Vordergrund tritt, wenn sie ihre sozialen Funktionen für andere nicht mehr erfüllen können, sich selbst als Belastung für andere erleben und ihre Hilfsbedürftigkeiten erkennen und zeigen müssen. Es geht hier um das Sich-den-anderen-und-deren-Blick-ausgesetzt-Erleben. In seiner radikalen Form bezieht sich die Sterbescham auf die Niederlage des Sterbenmüssens, also darauf, den Kampf mit dem Tod verloren zu haben.

Scham als soziales Gefühl

Das individuelle Schamgefühl hängt stark ab von der Fähigkeit der primären Bezugspersonen des Säuglings und Kleinkindes zur adäquaten Bedürfniswahrnehmung und -beantwortung (z. B. Wurmser, 1998). Es entwickelt sich in den ersten Lebensjahren mit dem Auftauchen des Selbstgefühls und signalisiert zeitlebens dessen Bedrohung. Scham ist trotz seiner ganz generellen Verbindung zum Gespiegeltwerden durch andere doch auch ein stark körpergebundener Affekt (Tiedemann, 2013). Die in psychoanalytischen Theorien immer wieder zu findende Verbindung der Schamentstehung und der Entwicklung der Beherrschung des Körpers und seiner Funktionen sowie die enge Verbindung des Schamgefühls mit Aspekten von Sexualität verweisen auf die Bedeutung der Schamthematik für die Sterbesituation.

Scham und Schuld sind Begleitaffekte misslungener Selbstwertregulierung und konzentrieren die Wahrnehmung des Einzelnen auf das eigene Selbst. Dies ist per se nicht schlecht, wie überhaupt die Fähigkeit, sich zu schämen, eine notwendige ist (Hell, 2018). Sterbescham kann also verringert werden, sollte aber auch validiert und in keinem Falle pathologisiert werden.

5.2.5 Sterbeängste

Schuld- und Schamgefühle können selbstverständlich sekundär große Befürchtungen auslösen. Die bewussten Ängste am Lebensende beziehen sich auch und grundlegend auf existenzielle Parameter (Furcht vor dem Nicht-mehr-Sein, Furcht vor dem Unbekannten schlechthin). Sterbeängste implizieren sämtliche existenziellen Grundthemen. Aber auch ganz praktisch auf den Sterbeprozess oder den Körper bezogene Faktoren, wie Schmerzen, Medikamentenwirkungen, Atemnot und Übelkeit sowie die Zunahme des Verlusts der Ausscheidungsfunktionen und des Aussehens, machen Angst und sind zusätzlich durch die genannten existenziellen Parameter aufgeladen. Zu Beginn der Sterbephase geht es auch um Befürchtungen hinsichtlich organisatorischer Variablen („Wer pflegt mich wo?"), die Sorge um die Belastung der Angehörigen und Fragen der Finanzierung. Auch hirnorganische Faktoren sowie Medikamentenwirkungen sind zu berücksichtigen. In ihrer Heterogenität müssen die zunächst unspezifisch geäußerten Ängste genau exploriert werden.

Angstthemen am Lebensende

Eine Studie des Deutschen Hospiz- und PalliativVerbandes (2012) zu den Angstthemen am Lebensende kommt zu folgendem Ergebnis: Auf die Frage „Wenn ich an mein eigenes Sterben denke, habe ich am meisten Angst ..." antworten:

- hilflos der Apparatemedizin ausgeliefert zu sein: 37 %,
- vor Schmerzen: 36 %,
- jemandem zur Last zu fallen: 27 %,
- um Hinterbliebene oder Unerledigtes: 24 %,
- allein zu sterben: 15 %,
- vor der Ungewissheit, was danach kommt: 10 %,
- keine Angst/keine Angabe: 16 %.

Meist handelt es sich um komplexe Verwebungen mehrerer dieser Angstvariablen. Andere Berufsgruppen sind daher meist zur psychotherapeutischen Arbeit am Lebensende hinzuzuziehen (Sozialarbeiter, Ärzte, Pflegedienste). Die psychotherapeutische Arbeit am Lebensende ordnet sich ein in medizinische und bisweilen pflegerische Arbeiten, die nicht selten zumindest unmittelbar Vorrang haben. Die allgemeine ambulante Palliativversorgung (AAPV) durch die beteiligten Hausärzte und die spezialisierte ambulante Palliativversorgung (SAPV) durch die in ihr versammelten Spezialisten im ambulanten und die Teammitglieder im stationären Bereich sind neben dem Psychotherapeuten zentrale Beziehungspersonen des letzten Lebensabschnittes und nehmen hier nicht selten einen höheren Stellenwert ein als die Familienangehörigen.

Die Ängste todkranker Menschen allerdings sind meist zusammengesetzt aus multiplen Prozessängsten und der genuin menschlichen Todesangst an sich. Bei ersteren geht es um bewusstseinsnahe Progredienzängste und Ängste vor den zunehmenden Verlusten. Sie handeln um Befürchtungen bzgl. des Fortschreitens der Erkrankung mit allen biologischen, sozialen und psychologischen Konsequenzen und sind zunächst ein normalpsychologisches Phänomen, das aber störungswertige Ausmaße annehmen kann und die Lebensqualität teilweise auf das Schwerste beeinträchtigt (z.B. Herrschbach et al., 2010).

Progredienzangst

Mit den Progredienzängsten verbunden sind nicht selten massive Trennungsängste. Diese, die bereits mit der frühen Trennung von der Mutter etwa um das erste Lebensjahr herum einsetzen, wurden von dem britischen Entwicklungspsychologen und Psychoanalytiker John Bowlby sogar mit der Todesangst gleichgestellt (Bowlby, 1994). Hinzu kommt die allgemeine sozialpsychologische Beobachtung, dass in den technisierten Industrieländern „die Angst vor dem Sterben zugenommen" hat, die Angst „gestorben zu werden", und dies „vor dem Hintergrund, ... dass mit technischen Möglichkeiten immer stärker in den Sterbeprozess eingegriffen wird" (Lindner et al., 2021, S. 263). Direkte Konsequenzen daraus sind die Vorsorgevollmachten und Patientenverfügungen, aber auch die Fantasien und teilweisen Vorbereitungen dafür, dem Leben – assistiert oder für sich allein – „rechtzeitig" und selbstbestimmt ein Ende bereiten zu können. Sterbeängste sind auf dieser Stufe auch teilbewusste Ängste vor Begrenzung von Handlungs- und Entscheidungsmöglichkeiten (vgl. Abschnitt 5.3.3) und Angst um das Wohl der Hinterbliebenen.

Trennungsängste

Die Todesangst im engeren Sinn hingegen richtet sich auf den Schrecken des Todes speziell. Sie erinnert an die alten Beschreibungen Kierkegaards von 1844 von der Angst vor dem totalen Selbstverlust und dem Nichts (Kierkegaard, 1844/1992). Trotzdem ist sie nicht wirklich eine Angst *vor* etwas Konkretem. Die unsymbolisierbare, undenkbare Todesangst will allerdings konkret werden und erfährt daher „Modifikationen" und Abwehrprozeduren, die sie verkleinern, erkenn- und besprechbar machen. Sie ist jedoch, wie wir aus der langen Geschichte der psychologischen Angstforschung und der Entwicklung der Psychodynamik der Ängste beginnend mit Freuds Angsttheorien wissen, grundsätzlich nicht auf die reale Konfrontation mit dem baldigen Lebensende beschränkt, sondern ist oft neurotischen Ursprungs. An dieser Stelle wollen wir uns aber auf die Todesangst als Realangst beziehen, auf den unfassbaren Einbruch der menschlichen Urangst (vor dem Tod) ins konkrete Leben. Das heißt allerdings nicht, dass die psychodynamischen Erkenntnisse zur allgemeinen Todesangst auch in der Arbeit mit Sterbenden nicht immer wieder nützlich sein können. Todesangst wird hier jedoch zu einer existenziellen Angst, einer totalen Angst, die,

Todesangst

zwar durchaus mit temporären Abschwächungen, doch das gesamte Sein bestimmt. Wie wir gesehen haben, ist das Sterben in erster Linie mit den Attributen des Undenkbaren, Ungewissen und Unvorstellbaren verbunden. Todesängste attackieren die Stabilität des Ich, sie führen zu bestenfalls nur partiellen und temporären psychischen Struktureinschränkungen. Die Sterbeängste müssen zumindest temporär abgewehrt werden, um das Ich nicht zu überfluten. Diese Gefahr schildern todesnahe Menschen nicht selten im Gefühl, „vor lauter Angst verrückt zu werden". Die drohende „Ich-Katastrophe", so die aktuelle psychodynamische Rede, wird in der „Trennungsarbeit" abgewehrt durch Aggressivität, kurze Zeiten der Gleichgültigkeit, die Flucht nach vorne (z. B. in einen überstarken Hedonismus) und besonders die Ideologisierung als Rationalisierung und Verleugnung, z. B. in Mythologisierungen. Dies alles führt allerdings lediglich zu einem „prekären Sieg über den Tod" (Caruso, 2001, S. 117 ff.).

Von Melanie Klein können wir lernen, dass Todesängste auch verstanden werden können als Angst, durch die eigene Aggression gute innere Objekte zu vernichten. Diese Angst vor der Vernichtung der guten inneren Anteile ist in der konkreten Sterbesituation ebenfalls gegeben, durch die Aggression des nahenden Todes, in den der sterbende Mensch u. U. auch seine eigenen Aggressionen hineinprojizieren kann und der ihm dann als doppelt dämonisch erscheint.

Die progressiven Aspekte der Todesangst beschreibt Dott (2018):

> Wenn wir erkennen, dass wir sterben müssen, löst das ein herzzerreißendes Gefühl aus und führt uns die Zerbrechlichkeit und die Kostbarkeit des Augenblicks vor Augen. Es lässt uns unsere tiefe, grundlegende Verbundenheit mit allen anderen Lebewesen spüren. Intensität des Lebensgefühls und Erlenen der Todesangst hängen zusammen. (S. 59)

Die Fähigkeit, Sterbeängste auszuhalten, ist abhängig von dem, „was in einigen Spielarten der Psychoanalyse gute innere Objekte genannt wird, haltgebende Bilder, atmosphärische und subsymbolische Gestimmtheiten, die verhindern, dass aus einem Schrecken namenlose Angst resultiert" (Küchenhoff, 2017, S. 91 f.). Wir werden auf diese Aspekte in unterschiedlichen Zusammenhängen zurückkommen.

5.2.6 Sterbefreude

Bisher wurden ausschließlich negative Affekte am Lebensende thematisiert. Das hat seine Berechtigung, ist dies doch ein psychotherapeutischer Text, der auf die Arbeit mit problematischen Lebensprozesses in Bewusstheit des nahenden Todes fokussiert. Nicht vergessen werden dürfen dabei aber die in der praktischen Arbeit nicht selten zu beobachtenden und in der Forschung kaum bisher betrachteten positiven Affekte in der und durch die Ausrichtung auf das Sterben, die nichts mit suizidalen Ideen zu tun haben. Gefühle von Erleichterung und Entspannung werden deutlich, aber auch Gefühle von Hoffnung, dass das Leiden zu Ende geht oder dass nun etwas Schönes auf einen wartet. Eine gewisse „gespannte Vorfreude" ist bei manchen Patienten bemerkbar, als käme ein Abenteuer auf sie zu. Und erstaunlich häufig sind Menschen am Lebensende auch zugänglich für Humor, äußern den sprichwörtlichen Galgenhumor und können über sich und die Welt lachen. Ihr Humor drückt kleine versteckte Hoffnungen aus, stiftet Gemeinschaft und ermöglicht kurzzeitig ein befreiendes Gefühl (Engelke, 2012). Wohl sind diese positiven Emotionen in Todesnähe meist zumindest temporär durchsetzt vom Gewahrsein des Abschieds und von mancherlei Ängsten, jedoch überwiegt bisweilen ein Zustand von Gelassenheit und positiver Grundgestimmtheit.

Positive Affekte

5.3 Existenzielle Themen am Lebensende

Sterbeängste verweisen auf die existenziellen Grundparameter des Daseins. Die Angst „einsam sterben zu müssen, immer weniger anziehend und ein Kranker zu sein, für den seine Mitmenschen jegliches Interesse verlieren" (Fritzsche & Campagnolo, 2018, S. 117), die Angst vor dem Einbruch jeglicher subjektiver Sinnkonstruktionen und die Angst vor Ohnmacht und Kontrollverlust, sie alle sind, ohne dass man dem Tod unmittelbar gegenübersteht, verunsichernde existenzielle Herausforderungen. Hier ist auch besonders die existenzielle Hilflosigkeit, ausgelöst von totaler Abhängigkeit und/oder dem Fehlen ausreichender Versorgung, zu nennen, da sie zum einen entwicklungspsychologisch bei Säuglingen ein normales Durchgangsstadium ist, zum anderen aber das Lebensende vieler Menschen und ihren Blick darauf bestimmt.

Existenzielle Hilflosigkeit

Gerade die existenzielle Hilflosigkeit ist also ein deutliches Beispiel für das Ineinandergreifen biografisch erworbener Selbst- und Objektrepräsentanzen (Wie sind meine frühen Erfahrungen des totalen Hilfsbedürftig-Seins?) und existenzieller Grundlagen (Wie halte ich es mit dem Tod, dem ich hilflos ausgeliefert bin?).

Die Todesnähe bringt damit häufig einen „Entwicklungsschub" hin zum Existenziellen und Spirituellen (Yalom, 2000; Kaasa & Loge, 2003; Fegg et al., 2005). Gleichzeitig und fast paradox gilt: Schwerstkranke geben nicht selten sogar eine Steigerung der Lebensqualität an (Borasio, 2012), was vielleicht auch durch die Zunahme eines Gefühls von Authentizität und

Kongruenz erklärbar ist, die Folgen existenzieller Bewusstheit sein können. Sterben zu lernen bringt die Berliner Philosophin und Schriftstellerin Thea Dorn mit einer „existenziellen Wendigkeit" in Verbindung, „die kein Opportunismus, kein Verrat ist, sondern das Geheimnis der menschlichen Freiheit" (Dorn, 2021a, S. 168).

Die Forschungsgruppe um den australischen Psychiater und Onkologen David Kissane arbeitete vor einigen Jahren eine empirische Typologie existentiellen Leides am Lebensende heraus (Kissane et al., 2006; vgl. Kasten).

Typologie des existenziellen Leides am Lebensende (Kissane et al., 2006)

1. Angst vor dem Tod
2. Trauer angesichts des Verlusts und der Veränderungen, die mit dem nahenden Tod einhergehen
3. Restriktion oder Verlust der Autonomie bzw. der Kontrolle
4. Gefährdung der Würde als Selbstwertgefühl
5. Vereinsamung
6. beeinträchtigte Qualität der Beziehungen, z. B. mit Angehörigen
7. Sinnverlust als Demoralisation
8. Fragen angesichts des unbekannten Jenseits als Mysterium

Darin lässt sich die von Irvin Yalom (2000) vorgeschlagene klassische existenzielle Vierteilung in (1) Tod, (2), Einsamkeit und Isolation, (3) Freiheit und (4) Sinn deutlich wiederfinden. Alle oben genannten Aspekte sind verbunden mit einer existenziellen Verunsicherung, auf die in Abschnitt 5.2.1 bereits eingegangen wurde. Dem Todesthema kommt dabei in existenzialistischer Betrachtung eine ultimative Komponente zu. Sich ihm zu stellen, heißt zu erkennen, „dass der Tod eine nicht positivierbare Negativität ist, Form eines endgültigen (irdischen) Mangels" (Küchenhoff, 2017, S. 93).

5.3.1 Die Einsamkeit im Sterben

Die bereits beschriebene enorme Verlängerung des letzten Lebensphase in den modernen Gesellschaften bringt ein neues Thema, nämlich das der Sozialbeziehungen und ihrer Qualität in diesem Lebensabschnitt, mit sich. Im Jahr 1982 publizierte der deutsch-englische Soziologe Norbert Elias sein Aufsehen erregendes Essay über die soziale Situation von Menschen am Lebensende. Er beschreibt damit ein von der Gesellschaft abgeschiedenes, anonymes und isoliertes Sterben und die diese begründenden sozialen Verdrängungsleistungen und Individualisierungen. Es sei „die Sterbesituation in unseren Tagen weitgehend ungeformt, ein weißer Fleck auf der sozialen Landkarte“ (Elias, 1990, S. 46). Einsamkeitserleben hängt generell sozialpsychologisch zusammen mit dem „Verlust an sozialer Teilhabe“. Als krankheitswertiges Symptom ist es „Signal für den Zusammenbruch eines Lebensgefühls“ (Barocka, 2018, S. 123). In der Sterbesituation ist das Bedürfnis nach Nähe zu anderen Menschen sehr differenziert verteilt, auch wenn wohl der Großteil der Sterbenden soziale Kontakte wünscht. Wie häufig diesem Wunsch nicht entsprochen wird, wie oft also Menschen einsam sterben, ist nicht genau bezifferbar, es ist jedoch sicher nicht die gelegentliche Ausnahme (vgl. Fehn & Fringer, 2018).

Einsamkeit vs. Alleinsein

Von einer psychodynamischen Sicht her müssen allerdings die Einsamkeit und das von der Thanatosoziologie häufig gemeinte Alleinsein säuberlich voneinander getrennt werden. Einsamkeit ist ein bestimmter Gefühlszustand, der nichts oder nur wenig mit einem sozialen Alleinsein zu tun hat. „Der Prozess des Sterbens führt durch die Rücknahme von Besetzungen und den Verlust des Lebens und der Welt in eine subjektive Situation größter Einsamkeit“ (Burkert & Hierdeis, 2017, S. 284), ganz grundsätzlich und ohne Zutun einer Neurose. Heidegger weist in seinem Konzept des Seins zum Tode darauf hin, dass ebendieses den Menschen gezwungenermaßen in die Vereinzelung bringt, gleichzeitig aber auch zu einer auf sich gerichteten Entschlossenheit. „Der aspectus mortis ist eine gewaltig einsame Sache“, meinte Jung in einem Brief 1946 (Jung, 1972, S. 64) und wies damit auf die der Todeskonfrontation immanente und unabhängig von jeglichen auch noch so befriedigenden Sozialbeziehungen bestehende Einsamkeit der Sterbenden hin.

Das persönliche Einsamkeitserleben und auch die Fähigkeit, existenzielle Einsamkeit aushalten zu können, wird moduliert durch die jeweiligen früheren Bindungserfahrungen und ist abhängig von der Verfügbarkeit beruhigender, haltgebender und versichernder innerer Repräsentanzen, die im Verlauf des Lebens mehr oder weniger genügend erworben wurden.

Positive Aspekte von Einsamkeit

Einsamkeit hat allerdings zu Unrecht einen ausschließlich negativen Beigeschmack. Vor allem von Angehörigen Sterbender wird bisweilen ein eigenes Gefühlt der Einsamkeit, ausgelöst durch den antizipierten Verlust und dem damit verbundenen drohenden Status des „Hinterbliebenen“, in die Sterbenden projiziert. Diese werden dann, ohne wirkliche Evidenz, als „einsam leidend“ in ihren Betten liegend wahrgenommen. Einsamkeit wird jedoch nicht selten aktiv gesucht, etwa von Einsiedlern oder Mönchen: „Die Kraft, die aus der Einsamkeit kommt, lässt sich übersetzen mit Stichworten wie: innere Einkehr, Selbstreflexion, Meditation, verwurzelt in Schweigen und Stille“ (Kahl, 2018, S. 140). Auch Menschen am Lebensende spüren nicht selten ein Bedürfnis nach Alleinsein, das die Bezogenheit auf andere auflöst und eine eventuell notwendige Introversion erst ermöglicht. Es kommt dann zu einem graduellen, bisweilen aber auch raschen Rückzug von der Welt und ihren Objekten, was einer „guten" Auflösung von Bindungen entspricht.

5.3.2 Die Sinnfrage

Die Frage nach dem Sinn drängt sich wohl jedem Sterbenden irgendwann auf, in dreifacher, sich durchdringender und potenzierender Weise: Die Fragen drehen sich um den Sinn oder um dessen Abwesenheit bzgl. des momentanen Leidens und des Sterbens und des „Wieso gerade jetzt", um den in der Rückschau hinterfragten Sinn des eigenen (gelebten) Lebens, und schließlich nach dem existenziellen Sinn, dem Sinn des großen Ganzen der Welt. Sinnfragen äußern sich in einem bisweilen lauten „Warum". Dabei wird im Angesicht des eigenen Todes das Ich des Menschen mit einer existenziellen Wucht von der ontologischen Sinnfrage getroffen, die nun zur konkreten Sinnfrage des Sterbenden führt. Unbestreitbar gibt es ein starkes „individuelles Bedürfnis nach einer Sinngebung des Todes" (Rhode-Dachser, 2021, S. 53). Es reicht eben nicht mehr, sich den Sinn des gerade Gelebten zu vergegenwärtigen, sondern die Frage nach dem Lebenssinn als solchem drängt herauf.

Todes- und Sinnthemen sind also eng verschwistert und zwar zweiseitig: Sinnlosigkeitserleben durch Todesgewissheit vs. Sinnerfahrungen erst durch die eigene Sterblichkeit, resignierte Sinnkonstellationen im Angesicht des eigenen Sterbenmüssens oder des Todes eines Liebsten vs. das antizipierte Lebensende als „Sinn-Booster". Die existenziellen Philosophien sehen den Menschen ganz grundsätzlich vor die Frage nach dem Sinn seines Lebens oder der Welt im Ganzen gestellt und bieten für diese Frage unterschiedliche, meist sinnskeptische Antworten an.

Sinn in der Psychotherapie

Spätestens mit den Ausführungen Viktor Frankls und C. G. Jungs, die beide die allgemeine und enorme Bedeutung des Sinnthemas für den Menschen generell und damit für die Psychologie im Besonderen aufzeigen, ist die Erkenntnis der Zentralität der Sinnfrage auch für die psychotherapeutische Praxis deutlich geworden. Diese Bedeutung konnte in modernen empirischen Studien immer wieder bestätigt werden (z.B. Schnell, 2016). Fegg et al. (2007) beschreiben eine Studie unter Anwendung eines Fragebogens (Schedule for Meaning in Life Evaluation – SMILE). Es konnte gezeigt werden, dass die Wahrnehmung von Lebenssinn auch am Lebensende möglich ist. Der Lebenssinn wird von Sterbenden breiter beschrieben, mehrere Lebensbereiche als bei Gesunden wurden als sinngebend erkannt. Nahe

Beziehungen sowie Spiritualität und Natur/Tiere rangieren als Sinnquellen an oberer Stelle. Andere Untersuchung belegen den protektiven Faktor eines Gefühls von Sinnhaftigkeit etwa für ein gutes Altern oder gar Demenzerkrankungen (Boyle et al., 2010).

Moderne Sinnforschung verweist auf „alte" existenzielle Aussagen, etwa wenn es darum geht, Sinn nicht als etwas objektiv Gegebenes zu konzipieren, sondern als etwas, das erarbeitet und (co-)konstruiert werden muss. Dabei ist die Umkreisung der Frage nach den persönlichen Werten und Vorlieben, Sympathien und Antipathien sowie den subjektiv als wichtig eingeschätzten Erlebnissen in der Biografie nützlich, Variablen also, die in psychodynamischen Therapien selbstverständlich sind. Daneben wurden auch spezialisierte therapeutische Interventionen um die Sinnfrage herum vorgelegt. So entwickelten z. B. der bereits erwähnte amerikanische Palliativpsychiater William Breitbart und seine Gruppe eine spezielle, sog. *meaning-centered psychotherapy* (Breitbart & Poppito, 2014).

5.3.3 Freiheit und Sterben

Die beiden existenziellen Grundparameter Freiheit und Tod hängen eng miteinander zusammen. Um (politische und soziale) Freiheit zu erlangen, wurde in der Geschichte der Menschheit nicht selten der Tod in Kauf genommen, umgekehrt gelten Freiheitseinschränkungen in vielen Zusammenhängen als probates Mittel, um den Tod zu verhindern. Die Freiheit, den eigenen Tod herbeizuführen oder sich dabei unterstützen zu lassen, gehört in dieses Cluster, ebenso wie die Erkenntnis, dass das Sterbenmüssen nicht unserer freien Entscheidung obliegt. Schließlich sind die Pflegebedürftigkeit, die Abhängigkeit von der Fürsorge anderer und der Funktionstüchtigkeit technischer Apparate die ultimative Konfrontation mit dem totalen Verlust der freien Handlungsfähigkeit. Die Verknüpfung von erlebter Freiheit mit Autonomie und Subjektivität wird hier deutlich. Und schließlich finden wir in der Philosophie und bisweilen auch in spirituellen Disziplinen die Vorstellung, unsere Seele werde erst durch den Tod wirklich frei (etwa von den Fesseln des Körpers). Konkreter und lebenspraktischer wird argumentiert, gerade durch die Bewusstheit unserer Sterblichkeit könnten wir unsere Freiheit erst wirklich erlangen. „Sinnen auf Tod ist Sinnen auf Freiheit" (Montaigne, 1580/1976, S. 7).

Innerer Freiheitsraum

Das eigene Sterben vor Augen erzwingt bei den Menschen dieses Sinnen auf Tod und damit einen existenziellen Shift hin zu einer grundsätzlicheren Betrachtung der Freiheitsfrage. Nicht mehr Handlungs- oder gar die postmoderne Konsumfreiheit, sondern nurmehr der innere Freiheitsraum, der sich aufzeigt anhand der eigenen Einstellungen zum Leiden und Sterben, kann jetzt gemeint sein, in einer Situation, in der der zunehmende körperliche Verfall mit all seinen äußeren Einschränkungen unaufhaltsam und dem Willen des Menschen völlig entzogen ist. Die Situation am Lebensende und erst recht auf dem Sterbebett ist die ultimative Herausforderung, angesichts des zunehmenden bis totalen Fehlens äußerer Freiheit die innere Freiheit zu kultivieren und wertzuschätzen. Psychotherapie, verstanden als ein „Ringen um einen Zugewinn an Freiheitsgraden" (Vogel, 2020b, S. 57), fokussiert, etwa im Gegensatz zu Sozialarbeit, Ergo- und Physiotherapie etc., auf diese intrapsychische Variante der Freiheit. Es geht um die Freiheit, sich von äußeren (An-)Forderungen freizumachen, aber auch um die Fähigkeit, sich innerer freiheitseinschränkender Maßnahmen, wie etwa Komplexe, rigider Über-Ich-Aspekte oder maligner Introjekte bewusst zu werden und sich ihnen gegenüber entscheidend zu positionieren.

5.3.4 Konsequenzen

Die Konstellation existenzieller Themen bzw. die Aufladung psychotherapierelevanter Situationen und Ereignisse mit einer existenziellen Bedeutung führen unabwendbar zu einer existenziellen Gegenübertragung (vgl. Kap. 6.4.). Therapeut und Patient sitzen in allen existenziellen Belangen im gleichen Boot, alle Themen des Patienten sind auch die Themen des Therapeuten. Die Unlösbarkeit der Themen und deren angstauslösende Wirkung führen notgedrungen zu einer existenziellen Verunsicherung auch beim Therapeuten. Diese muss (aus-)gehalten werden können. Dazu bedarf es der fundierten Auseinandersetzung des Therapeuten mit den existenziellen Parametern, theoretisch wie auch in der Selbsterfahrung.

Auseinandersetzung mit existenziellen Themen

Angesichts der dargestellten Zentralität existenzieller Themen im Sterbeprozess ist v.a. die Existenzielle Psychotherapie von Rollo May und ihre Weiterentwicklung durch Irvin Yalom (2000; der diese ja durchaus auch als psychodynamische Therapie begreift) ein unverzichtbarer Bestandteil psychodynamischer Therapie am Lebensende, denn

> hier handelt es sich um Psychotherapie in einer existenziellen Situation und zwar in doppelter Hinsicht: Einerseits ist sie existenziell für die TherapeutInnen ... andererseits ist die Psychotherapie auch existenziell für die PatientInnen, denn es ist ihre letzte Lebenszeit, die oft knapp bemessen ist (Heller & Schwartz, 2000, S. 69).

Menschen in Todesnähe erleben ihre eigene Verwundbarkeit in oft traumatisierender Weise, sind dadurch auf ihre Körperlichkeit zurückgeworfen und haben gleichzeitig bestimmte internalisierte Beziehungserfahrungen des Gehalten-Werdens und des Gesichert-Werdens bis hin zur Sehnsucht nach dem omnipotenten, rettenden Anderen. Die in Gang kommenden regressiven Prozesse erleichtern den Zugang zu unbewussten Schichten, was zum einen kreative Potenziale, zum anderen aber zusätzliche (Todes-) Ängste auslöst, die u.U. wiederum abgewehrt werden müssen.

Regressive Prozesse

5.4 Subjektive Lebensqualität und Psychische Belastungen

Die selbstempfundene Lebensqualität von Menschen am Lebensende war immer wieder Gegenstand empirischer Untersuchungen, allerdings mit höchst heterogenen Ergebnissen. Zunächst sind da die replizierten Studienergebnisse unterschiedlicher Forschungsgruppen, die eine deutliche Abnahme der subjektiven Lebensqualität (well-being) in den letzten Lebensjahren (z.B. Gerstorf & Ram, 2013) in Abhängigkeit von Symptomlast, erlebten Einschränkungen und aber auch moderiert von sozialen Faktoren (Gerstorf et al., 2016) darstellen. Andererseits finden wir z.B. bei der Stanford-Professorin Laura Carstensen das Ergebnis, dass, unabhängig vom Lebensalter, die Aussicht auf eine begrenzte Lebenszeit positive Entwicklungsfaktoren, wie z.B. das Bemühen um stabile und gute Sozialbeziehungen und positive Gefühlserfahrungen, verstärkt (z.B. Carstensen, 2006). Auch die Bedürfnisse und die Nöte der Sterbenden sind immer wieder Gegenstand von Studien, v.a. aus dem Bereich der Palliative Care. Es scheint sich dabei in erster Linie um Autonomiebedürfnisse (selbst entscheiden können etwa über Maßnahmen oder über soziale Kontakte), Symptomkontrolle und Kommunikationsbedürfnisse zu handeln (z.B. Smith & Mahler, 1993).

Im Hinblick auf psychische Belastungen am Lebensende sind die Quellen für die Fragestellung meist klinische Einschätzungen und Erhebungen in Psychoonkologie und Palliativforschung mit durchaus uneinheitlichen Zahlen. Depressive Störungen werde bei bis zu 40 % der Patienten gemessen, dazu kommen noch bei 25 % Angststörungen und bei bis zu 35 % eine Posttraumatische Belastungsstörung (PTBS).

Demoralisierungssyndrom

Vor allem das erst in jüngerer Zeit beschriebene Demoralisierungssyndrom ist explizit auf den persönlichen Sterbeprozess ausgerichtet. Kissane et al. (2001) beschreiben dieses klar von Depressivität abgrenzbare Syndrom in erster Linie mit der Trias Hoffnungslosigkeit, Sinnverlust und existenzieller Distress (Lehner, 2011). Die Gefahr, ein solches zu entwickeln, besteht bei einer chronischen körperlichen Erkrankung, zu der soziale Isolation, Angst vor dem Verlust seiner Würde sowie Gefühle, eine Last für andere und/oder von anderen abhängig zu sein, hinzukommen. Depressive Gefühle und der Wunsch zu sterben bzw. Suizidalität sind nicht selten die

Folge. PTBS-Symptome finden sich, wie bereits beschrieben, nicht selten nach Benennung der Erkrankung (Tumor, Krebs, Amyotrophe Lateralsklerose) und/oder einer infausten Prognose. Der New Yorker Psychiatriewissenschaftler William Breitbart beschreibt dies unter dem Label von „end of life despair" (McClain et al., 2003). Dadurch wird u. a. der Blick darauf gelenkt, dass die genannten, und im Übrigen institutionell nicht selten übersehenen, krankheitswertigen Symptome am Lebensende anders, nämlich auf dieses bezogen, eingeordnet werden müssen.

terror management theory

Von Bedeutung ist in diesem Rahmen auch die sog. „terror management theory", ein inzwischen häufig untersuchtes experimentell entwickeltes sozialpsychologisches Theoriecluster, das sich mit der menschlichen Bewältigung von Todesangst auseinandersetzt. Vereinfacht gesagt und psychotherapeutisch bedeutsam wurde festgestellt, dass Todesangst durch Religiosität, Sinnerleben, kulturelle Wertfindung und Zugehörigkeit zu einer kulturellen Wertgemeinschaft einerseits und durch ein ausreichendes Selbstwertgefühl andererseits reduziert werden kann (z. B. Solomon et al., 2004). Hierin zeigt sich die deutliche Indikation psychodynamischer Therapie, die Sinnfindung und Arbeit am Selbstwert in besonderer Weise fokussiert. Ihre vorwiegende Anwendung fand die terror management theory jedoch im Zusammenhang mit gesellschaftlichen Themen (z. B. Rosenblatt et al., 1989).

Covid-19, Long Covid und das Sterbenmüssen

Trotz zahlreicher Unterschiede zwischen der Spanischen Grippe und Covid-19 gibt es doch, etwa im Seuchengeschehen, der hohen Sterblichkeit und den von den Regierungen ergriffenen Maßnahmen, zahlreiche Parallelen. Zentrale Werke der Psychoanalyse, wie etwa die wegweisende Schrift *Jenseits des Lustprinzips* wurden von Freud in der Zeit der Spanischen Grippe verfasst, und es ist davon auszugehen, dass seine Erfahrungen mit der Seuche – die geliebte Tochter Sophie verstarb schwanger an der Krankheit – in seine Theorien einflossen, ja die Psychoanalyse in ihrer Historie vielleicht sogar durch eine mit der jetzigen Situation vergleichbaren gesellschaftlichen Lage und erzwungenen Auseinandersetzung mit dem Tod geprägt ist. Dies gilt sicher, obwohl Freud selbst bis auf kurze Anmerkungen in Briefen nie auf die Epidemie Bezug nahm (vgl. Bernstein, 2021).

Drei grundsätzliche Ebenen sind zu unterscheiden, wenn wir eine kollektive Bedrohungslage (hier die Corona-Pandemie) mit dem Sterbethema in Beziehung setzen:

1. *Äußerliche Konfrontation:* Es wurde bereits erwähnt, dass in modernen Gesellschaften Tod und Sterben fiktional (etwa in Krimis und

Horrorfilmen) zwar hyperpräsent, real aber nach wie vor aus dem direkten Erleben der meisten Menschen ausgeschlossen ist. Während der Corona-Pandemie der Jahre 2020 und 2021 änderte sich dies schlagartig und radikal. Die Gefahr des Sterbenmüssens wurde politisch und sozial omnipräsent. Gleichzeitig wurden Einzelne mit veränderten Sterbesituationen (allein, ohne Besuch und isoliert auf Covid-Stationen) konfrontiert.
2. *Innere Konfrontation:* Durch diese und einige begleitende Erlebnisse wurde die kollektive und die individuelle Abwehrschranke gegenüber dem das Leben grundsätzlich bedrohenden Tod aufgeweicht und bisweilen eingerissen. Persönliche (neurotische) Problembereiche herum um den Todeskomplex suchten ihren Weg in die bewusste Wahrnehmung, neue Abwehrprozeduren wurden nötig und medial und sozial auch bereitgestellt.
3. Dies führte schließlich zu einer kollektiven Situation der Konfrontation mit dem Sterbenmüssen einerseits und den Versuchen, der dadurch ausgelösten Angst und Verunsicherung durch Abwehr und Agieren zu entkommen.

Die Paradoxie des modernen Umgangs mit Tod und Sterben, deren Allgegenwart (in Film und Fernsehen, Internet, Krimis und Diskussionsforen) einerseits und deren Unsichtbarkeit (Sterben in Pflegeheimen und Hospizen) andererseits fand in den Zeiten der Corona-Pandemie seine Zuspitzung. Die mediale Berichterstattung zu Pandemiezeiten bringt das Sterbenmüssen zu Bewusstsein und erzeugt bei einer das Sterben bisher nur am Rande der Gesellschaft zulassenden Bevölkerung existenzielle Ängste.

In gängigen empirischen Studien wird nahezu ausschließlich nach dem Einfluss dieser veränderten Lebensumstände (Lockdown, Quarantäne etc.) auf die psychische Gesundheit gesucht (Tkaczynska & Fallgatter, 2021). Aus existenziell-psychodynamischer Sicht wäre hier dringend hinzuzufügen: Energetisierte existenzielle Themen, v.a. das Todesthema, und die daraus folgende Verunsicherung sind in den Zeiten der Pandemie ins Bewusstsein gelangt (Vogel, 2020a). Dies könnte ein grundlegender psychodynamisch wirksamer Faktor bei der sich neu entwickelnden Long-Covid(oder Post-Covid)-Erkrankung sein. Das mit diesen Begriffen bisher noch nicht einheitlich gefasste Symptomcluster umfass u.a. psychische Symptome wie Ängste, Schlaflosigkeit oder Konzentrationsstörungen und ruft schon allein deswegen und wegen der enormen psychischen Belastung, die die zugehörigen Symptome sekundär bedeuten, psychotherapeutische Expertise auf den Plan. Verschiedene biologische Modelle, wie etwa eine dauerhafte Beeinträchtigung von Körperzellen oder eine chronische Autoimmunreaktion, werden diskutiert. Bisher nicht empirisch abgesichert, aber doch augenscheinvalide ist aber unabhängig von den physiologischen Hypothesen die Vermutung, dass ähnlich wie etwa bei Krebserkrankungen auch bei Covid-19 – hier jedoch zusätzlich in nicht geringem Ausmaß vermittelt durch die mediale Berichterstattung – das Todesthema schockartig in das Bewusstsein des Menschen einbricht und PTBS-ähnliche Reaktionen hervorrufen kann. Dieser Einbruch des Existenziellen durch die akute Covid-Erkrankung und die dadurch energetisierte Todesangst (bisweilen durchaus bereits bei milden Verläufen) kann – zusätzlich zu den körperlichen Schädigungen – zur Heftigkeit von Long Covid beitragen.

Dieses Beispiel einer unbewussten existenziellen Unterlegung einer (körperlichen) Erkrankung kann auch als gutes Exempel dienen, deutlich zu machen, dass eine solche existenziell-psychodynamische Hypothese in keiner Weise in Konkurrenz zu biologischen Krankheitsmodellen tritt, sondern diese sinnhaft und notwendigerweise flankiert.

5.5 Suizidalität und Sterbewünsche

Suizidgedanken sind bei Patienten mit infauster Prognose häufig und treten oft im Rahmen einer deutlichen Ambivalenz von Todes- und Lebenswünschen auf (z. B. Lindner et al., 2021). Vor allem moderne Studien im Bereich der Psychoonkologie weisen auf eine weite Verbreitung des Suizidthemas bei Schwerstkranken hin (z. B. Senf & Maiwurm, 2019). Bei dieser am besten untersuchten Gruppe kommt es Studien zufolge zu einer verdoppelten Suizidrate im Vergleich zu Gesunden, und mehr als die Hälfte berichtet von suizidalen Gedanken (vgl. z. B. Reimer, 2015). William Breitbart und seine Forschungsgruppe berichten von 17 % der von ihnen untersuchten Krebspatienten im Endstadium, die nach einem beschleunigten Sterben *(desire for hastened death)* fragen (Breitbart et al., 2000), welches hoch korrelierte mit depressiven Symptomen und einer ausgeprägten Hoffnungslosigkeit. Auch die infauste Prognose, eine unzureichende Schmerzkontrolle, ein Erleben von Hilf- und Hoffnungslosigkeit sowie die Befürchtung, anderen zur Last fallen zu können, tragen dazu bei (Bausewein et al., 2015). Das beschriebene Demoralisierungssyndrom mit seinen Bestandteilen sowie eine allgemein hohe Symptomlast führen bei Patenten am Lebensende ebenfalls zu einer erhöhten Suizidalität. Eine Rolle spielt zusätzlich die Wahrnehmung der aktuellen Beziehungen (Bezugspersonen, Ärzten etc.; Khan et al., 2010).

Jeder dritte Arzt in Deutschland gibt an, schon einmal um eine Suizidassistenz gebeten worden zu sein (Allensbacher Archiv, 2009). Im Zusammenhang mit Suizidfantasien und -wünschen am Lebensende stehen nicht selten auch Forderungen, z. B. danach, lebenserhaltende Maßnahmen einzustellen oder auch die Nahrungs- und Flüssigkeitszufuhr zu stoppen (FVNF: Freiwilliger Verzicht auf Nahrung und Flüssigkeit); oder es geht um das „Sterbenlassen" als „das Beenden von therapeutischen Maßnahmen in Übereinstimmung mit dem Patienten". Ein weiteres Feld betrifft die sog. „palliative Sedierung", also „die Gabe von sedierenden (beruhigenden) Medikamenten zur Minderung des Bewusstseinszustandes ... um anderweitig therapierefraktäre (nicht behandelbare) Beschwerden am Lebensende in einer ethisch vertretbaren Weise zu reduzieren" (Sitte, 2015, S. 126). Durch sie kann „sachgerecht jedes Leiden gelindert oder ausgeschaltet werden, ohne ... den Tod zu beschleunigen oder aufzuhalten" (ebd., S. 107).

Wünsche nach Suizidassistenz und der Einstellung lebenserhaltender Maßnahmen

Palliative Sedierung

Diese ärztlichen Möglichkeiten und ein starkes mediales Interesse führten zu einer vermehrten Auseinandersetzung mit den Todeswünschen Schwerstkranker. Juristische (etwa das aufsehenerregende Urteil des deutschen Bundesverfassungsgerichts vom Februar 2020), politische, moraltheologische und v. a. moralethische Überlegungen haben den psychodynamischen Diskurs hierbei enorm bereichert. Vor allem letztere brachten psychotherapiepraktisch relevante Themen ein: Das hier in den Vordergrund gestellte Thema der Selbstbestimmung und der Freiverantwortlichkeit des Menschen fordert die Psychotherapeuten zu einer reflektierten Neutralität gegenüber Sterbewünschen und zur Besinnung auf ihr ureigenes Geschäft der Erhöhung der Freiheitsgrade ihrer Patienten auf. Für eine psychodynamische Betrachtung ist v. a. die intrapsychische Perspektive des Einzelnen von Bedeutung. Dabei, auch das ist aus der ethischen Debatte zu destillieren, kommt es bzgl. einer geäußerten Sterbewilligkeit darauf an, mit dem Patienten zu eruieren, wie gut reflektiert und stabil dieser Wunsch sein mag, wie frei von inneren und äußeren Zwängen er entwickelt wurde, und schließlich, wie kohärent sich der Sterbewunsch in das Selbst des Patienten einfügt, also wie kongruent bzw. authentisch er im Hinblick auf Identität und Wertegrundlegung des Einzelnen ist. Auch die möglichen Auswirkungen der Sterbeentscheidungen auf andere sollten einbezogen werden. Aus all diesen Faktoren ergibt sich die Autonomie zur Entscheidung für eine Lebensbeendigung (Schöne-Seifert, 2020). Sterbewünsche am Lebensende stellen wegen ihrer hohen Einfühlbarkeit und der Identifikation der Therapeuten mit ihren Patienten eine große Herausforderung dar.

Suizidfantasien sind psychodynamisch auch zu verstehen als imaginative Möglichkeit der Kontrollvergewisserung: Wenn alles nichts mehr hilft, bin ich in der Lage, den letzten Schritt autonom und eigenverantwortlich zu vollziehen. Studien zeigen, dass von zahlreichen Menschen, denen eine

Kontrollvergewisserung

Sterbehilfe zugesagt wurde, diese schließlich gar nicht in Anspruch genommen wird (Schöne-Seifert, 2020). Die kategorische Pathologisierung von Suizidgedanken ist in diesem Blick also durchaus kontraproduktiv, trägt sie doch u.U. zu einem weiteren und zusätzlichen Hilflosigkeitserleben der Schwerstkranken bei.

Im Gegensatz zur allgemeinen Konfrontation mit Suizidalität haben einer einschlägigen Studie zufolge Psychotherapeuten (hier Psychoonkologen) durchaus Verständnis für Suizidwünsche und das Anliegen, Sterbehilfe zu suchen (Senf & Maiwurm, 2019, S. 72). Prinzipiell birgt es jedoch interpersonellen Konfliktstoff, da die Bedürfnisse sowie die Weltanschauungen der Sterbenden und der Behandler kollidieren können. „Der ethische Hintergrund der Debatte ist die Frage danach, was angesichts der Intensiv- und Palliativmedizin als ‚natürlicher Tod' gelten kann" (Riedel, 2017, S. 141), der dann dem hilfesuchenden Patienten zu gewähren wäre.

Von kompetenter Stelle wird immer wieder darauf hingewiesen, bei der Arbeit mit suizidalen Schwerstkranken die eigenen Gegenübertragungsfantasien gut zu monitoren. Dies gilt zum einen für panische Reaktionen, Suizidalität unter allen Umständen verhindern zu wollen, aber auch für deren Gegenteil, eine vorschnelle Identifikation mit den Patienten („an seiner Stelle ginge es mir genauso"; z.B. Bausewein et al., 2015, S. 248).

In Kapitel 3.3 wurde der Individuationsweg (auch) am Lebensende als Weg der Findung des eigenen, authentischen Persönlichkeitskerns beschrieben. Hierzu gehört eine maximale Form der Selbstbestimmung, auch bzgl. der Wahl des eigenen Sterbens, nicht nur im tatsächlichen Vollzug (bewusst oder in Sedierung, „natürlich" oder beschleunigt etc.), sondern auch in dessen affektiver Verarbeitung. Der „eigene Tod" kann „als langsames Verlöschen, als ersehnter Abschluss einer kaum erträglichen Leidenszeit, als gelassener Abschied oder als Aufbäumen gegen das Schicksal oder das Gefühl, ein letztes Mal im Leben betrogen zu sein" (Wittrahm, 2018, S. 223), erlebt werden. „Es liegt nicht am Begleiter, die Einstellung des Betroffenen zu seinem Lebensende, in der nicht selten die gesamte Lebenserfahrung kumuliert, zu beurteilen, zu richten, gar zu korrigieren, vielleicht nicht einmal zu verstehen" (Wittrahm, 2018, S. 223).

Förderung der Entscheidungsfreiheit des Einzelnen

Aufgabe psychodynamischer Arbeit ist es, die bewusste Entscheidungsfreiheit des Einzelnen zu fördern. Hier unterscheidet sich die psychodynamische Therapie unter alltäglichen Bedingungen nicht von der Arbeit mit Menschen in ihrem letzten Lebensabschnitt. Im Zusammenhang mit dem Suizidthema geht es also um die gemeinsam und transparent mit dem Patienten zu stellende Frage nach etwaigen Einschränkungen der Freiheit, seien dies äußere Bedingungen (Pflegesituation, finanzielle Faktoren etc.), Realbedingungen bzgl. der Erkrankung (Schmerzen oder andere Einschränkungen der Lebensqualität, verbleibende Lebenszeit etc.) oder intrapsychische Komplexkonstellationen (Scham- und Schuldkomplexe, strukturelle Probleme, Traumatisierungen etc.).

Anzumerken ist an dieser Stelle, dass das Thema der Sterbewünsche am Lebensende auch für professionelle medizinische Fachkräfte, die dann eben nicht selten mit entsprechenden Hilfeansuchen konfrontiert werden, eine verunsichernde Wirkung auslöst. Aus diesem Grund, und weil das Gespräch über die Befürchtungen und Wünsche in der terminalen Zeit einen wichtigen Teil psychodynamischer Arbeit am Lebensende ausmacht, ist zu empfehlen, Patientenverfügung, Vorsorgevollmacht und auch die Frage nach der Bestellung eines gesetzlichen Betreuers den Patienten als mögliche Themen anzubieten (vgl. Hepp, 2011). Ängste und Katastrophisierungen, Abwehranliegen, Vertrauensfragen etc. werden durch diese Themen ins Bewusstsein gespült und können bearbeitet werden.

5.6 Psychodynamische Psychotherapie im Kontext der Versorgung Sterbender

Lage der Evidenz

Die wissenschaftliche Lage der Psychotherapie am Lebensende verbessert sich, ist insgesamt aber nach wie vor chaotisch: Wenige empirisch gesicherte Erkenntnisse, sich teilweise wiedersprechende Aussagen, interdisziplinäre Zuständigkeiten und zudem eine mangelnde Wertschätzung im Kassensystem (die Indikation für eine ambulante psychotherapeutische Sterbebegleitung muss hier immer mit einer psychiatrischen Diagnose verbunden werden) sind zu konstatieren. So wird das therapeutische Arbeiten mit Sterbenden zum Tummelplatz parawissenschaftlicher Ansätze. Zudem fällt es aus dem akademisch-psychologischen Forschungsmainstream, da, wie bereits erörtert, kaum Manualisierungen mit Kontrollgruppendesigns denkbar sind, sondern eine schwer objektivierbare „innere Arbeit“ an Haltung und Beziehung im Fokus steht. Ausnahmen davon sind Studien zu kürzeren, meist in Gruppen angewandten Interventionen wie etwa die genannte *meaning-centered psychotherapy*, die *dignity therapy* oder die *family-focused grief therapy* (Fegg, 2006, vgl. auch Fegg, 2012). Diese sind v. a. im Umfeld der Psychoonkologie zu finden. Zu nennen sind hier z. B. die supportiv-expressive Gruppentherapie (Spiegel et al., 1989; Reuter & Spiegel, 2016; Li et al., 2012) oder das CALM-Projekt (Managing Cancer and Living Meaningfully; Nissim et al., 2012). Hierzu sei auf zusammenfassende Überblicksartikel (z. B. Beutel, 2016) verwiesen.

Gruppeninterventionen

Psychotherapeutische Zugangsweisen

Ganz allgemein und überblicksweise finden sich vier psychotherapeutische Zugangsweisen zum Thema des Lebensendes:

- ein nicht vorhergesehenes Lebensende des Patienten im Verlauf einer Psychotherapie,
- das Lebensende als Thema der Psychotherapie,
- das Lebensende des Therapeuten, und schließlich, als Anliegen des vorliegenden Buches,
- das Lebensende als zeitlicher „Rahmen" der Psychotherapie.

Frage der Indikation

Das Sterben an sich ist per se kein Indikationsbereich für eine Psychotherapie, sondern ein normaler, wenn auch schwieriger und krisenhafter Abschnitt eines jeden Lebens. In Kap. 5.4 wurde bereits die aus der Terrormanagement-Forschung abgeleitete Erkenntnis beschrieben, dass Sinnfindung, Zugehörigkeit und Selbstwert eine bedeutende Rolle beim Coping von Todesangst und Todeskonfrontation spielen. Hier stellt sich die indikative Frage: Für wen Psychotherapie? Für die Sterbenden, die Begleitenden (Pflegenden und Behandelnden), die Angehörigen? Probleme, die in diesem Zusammenhang im herkömmlichen psychotherapeutischen Denk- und Institutionsduktus sowie im Hinblick auf die Klassifikationssysteme (DSM, ICD und OPD) und die (deutschen) Psychotherapierichtlinien auftreten können, sind:

- Die Themen von Menschen am Lebensende widersetzen sich der (pathologisierenden) Einordnung in Diagnoseschemata psychischer Erkrankungen. Das Sterben ist eben keine psychische Erkrankung, auch wenn davon ausgegangen werden kann, dass der Bedarf an (z. T. professionellem) psychischem Beistand bei Sterbenden dem Bedarf an physischer und medizinischer Hilfe wohl mindestens gleichkommt.
- Die Themen von Menschen am Lebensende sind nicht mehr in erster Linie bestimmt von Konflikt und Struktur.
- Die übliche psychotherapeutische Prozessdefinition ist durch den Sterbeprozess überlagert.
- Die übliche psychotherapeutische (kausal-reduktive und auch kassenrechtliche) Zieldefinition ist durch das „vorgegebene" Ziel ersetzt (palliative statt kurativer Haltung auch in der Psychotherapie).

Thanatopsychotherapie

„Thanatopsychotherapie" wäre allgemein zu definieren als Theorie und Praxis psychotherapeutischen Handelns unter besonderer Berücksichtigung des Todesthemas. Der Begriff stellt eine Differenzierung des älteren Begriffs der Thanatotherapie dar „und unterscheidet zunächst nicht zwischen den Anlässen der Begegnung mit dem Todesthema, meint also die Anwendung psychotherapeutischer Konzepte sowohl bei Menschen in Todesnähe oder im Sterbeprozess als auch die große Gruppe der PsychotherapiepatientInnen, bei denen die psychische Symptomatik auch oder ganz auf eine ‚mißlungene Todestranszendenz' (Yalom, 2000, S. 135) zurückzuführen ist" (Vogel, 2019a, S. 50). Gemeint sind u. a. dysfunktionale Strategien, mit der eigenen Sterblichkeit fertigzuwerden, es werden multiple Abwehrprozeduren in Gang gesetzt.

Eine Psychotherapie am Lebensende ist also als Teilgebiet und Spezialdisziplin der Thanatopsychotherapie zu fassen. Sie ist dann angezeigt, wenn das psychische oder körperliche Leiden des sterbenden Menschen in größerem Ausmaß von dessen Todeskomplex (vgl. Kap. 3.2) bestimmt ist, wenn also davon ausgegangen werden kann, dass die persönliche Erfahrungsgeschichte und ihre seelischen Niederschläge sowie die Konstellation archetypischer Motive den Sterbeprozess unverhältnismäßig erschweren.

Palliative Psychotherapie

Der inzwischen auch gebrauchte Begriff der „Palliativen Psychotherapie" als therapeutisches Arbeiten mit Sterbenden wird hier wegen dessen sinnvollerer Nutzung als Psychotherapie mit nicht *kurativer*, sondern eben *palliativer* (lat. *palliare*: umhüllen), also schützend-lindernder Zielsetzung – egal bei welchem zugrunde liegenden Störungsbild – nicht als Synonym für eine Psychotherapie mit Sterbenden verwendet. Palliative Psychotherapie und Psychotherapie im palliativen (durch das bevorstehende Lebensende und die Unheilbarkeit definierten) Kontext sind also zu unterscheiden!

Psychotherapie wird in diesem Text auch eng auf Behandlungssituationen bezogen gefasst und ist trotz einzelner Überschneidungen deutlich zu unterscheiden von allgemeinen psychologischen Interventionen und Aufgabenbereichen im Umfeld von Palliative Care (z. B. Münch et al., 2016). Die frühere „Thanatotherapie", wie sie bis in die 80er Jahre des letzten Jahrhunderts noch bisweilen propagiert wurde (Spiegel-Rösing & Petzold, 1984) konnte sich nicht etablieren und verschwand schließlich weitgehend und mit nur sehr wenig Ausnahmen von der akademisch-psychotherapeutischen Bildfläche. Anders ist dies im angloamerikanischen Wissenschaftsbetrieb, wo durchgängig und in den letzten Jahren verstärkt Forschungsanstrengungen zu diesem Bereich zu verzeichnen sind.

Palliativmedizin

Erst gegen Ende des 20. Jahrhundert änderte sich dieser Trend in Deutschland wieder, als quasi „im Windschatten" der sich formierenden universitären Palliativmedizin auch (psychodynamisch-)psychotherapeutische Ansätze im wissenschaftlichen Bereich und in der Praxis der Versorgungskliniken und Hospizen hervortraten. Palliativmedizin verstand sich von Anfang an als nicht (mehr) kurative „ganzheitlich" und multiprofessionell orientierte Behandlung von Menschen am Lebensende, und neben der organischen Symptomkontrolle (v. a. Schmerzkontrolle) werden spirituelle, soziale und eben auch psychische Faktoren in dieser Arbeit explizit mitberücksichtigt:

> Palliative care is an approach that improves the quality of life of patients (adults and children) and their families who are facing problems associated with life-

> threatening illness. It prevents and relieves suffering through the early identification, correct assessment and treatment of pain and other problems, whether physical, psychosocial or spiritual. (World Health Organization, 2020)

Palliative Care

Der zunehmend übliche Terminus Palliative Care statt Palliativmedizin trägt dieser multifaktoriellen Betrachtung Rechnung und ermöglicht auch der (psychodynamischen) Psychotherapie eine identifikatorische Zugehörigkeit. Die *Erweiterte S3-Leitlinie Palliativmedizin für Patienten mit einer nicht-heilbaren Krebserkrankung* (Leitlinienprogramm Onkologie, 2020) listet für die psychotherapeutische Arbeit mit Angehörigen sowie bei Ängsten oder Depressionen auch tiefenpsychologisch fundierte Psychotherapie auf, weist allerdings durchgehend auf eine mangelnde diesbezügliche Studienlage hin.

Insgesamt hat sich die „Palliativszene" inzwischen gut ausdifferenziert. So liegen z. B. spezielle Konzepte zur Palliativen Geriatrie (Kojer, 2021) oder zur Palliativen Psychosomatik (Anneser & Frick, 2021) vor, aus denen Anregungen für eine Psychotherapie am Lebensende zu entnehmen sind. Besonders zu erwähnen ist auch die Idee einer Psychological Care (Riedel, 2017), die, als „Psychotherapie beim Sterben des Menschen ..., als psychotherapeutisch qualifizierte Begleitung Sterbender" (Riedel, 2017, S. 17), enge Konnotationen zu einer hier formulierten spezifischen Form der Psychotherapie aufweist. Sie hat starke Anklänge an Viktor Frankls Existenzanalyse, ohne erkennbar auf psychodynamische Theorien und Methoden zu rekurrieren.

6 Therapiepraktische Überlegungen

In diesem Kapitel sollen psychodynamische Überlegungen in erster Linie für die Arbeit mit Menschen am Lebensende nutzbar gemacht werden. Unter dem Terminus „psychodynamisch" verstehen wir dem allgemeinen Gebrauch folgend diejenigen psychotherapeutischen Ansätze, die sich direkt aus den klassischen und modernen Theorien der Psychoanalyse ableiten. Generell bezeichnet der Begriff die grundlegende Annahme eines primären, vitalen und in weiten Teilen unverfügbaren Unbewussten.

Psychodynamische Psychotherapie ist daneben definiert als eine beziehungsorientierte Therapie und eine *emergent psychotherapy* (adaptiv-prozessbezogene Therapie). Dieser Begriff leitet sich aus dem modernen Forschungsdesign der *emergent methods* ab. Darunter ist der innovative, aus dem *Mixed-methods*-Modell hervorgegangene, Ansatz gemeint, der die adäquaten Forschungsmethoden erst im Laufe des Forschungsprozesses und genau angepasst an den Forschungsgegenstand immer neu zu entwickeln und u.U. auch zu erfinden (vgl. z.B. Hesse-Biber & Leavy, 2006) sucht: „emergent methods can study research problems that arise in the empirical world and can pursue unanticipated directions of inquiry in this world. Emergent methods are particularly well suited for studying uncharted, contingent, or dynamic phenomena" (Charmaz, 2008, S. 155). Bekannt ist dieses Vorgehen in der Psychotherapie (und hier v.a. in der Indikationsforschung (z.B. Schmidt-Atzert & Amelang, 2012) unter dem Begriff einer prozessual-adaptiven Vorgehensweise, d.h. jede Intervention wird unter Berücksichtigung des spezifischen Patienten in seiner spezifischen Situation und am jeweiligen Punkt des therapeutischen Prozesses individuell angepasst und eventuell sogar eigens dafür einwickelt.

Emergent psychotherapy

In Kapitel 5.6 wurde betont, dass auch aus psychodynamischer Perspektive Sterben und Lebensende keine per se behandlungsbedürftigen Angelegenheiten darstellen. Sterben ist nicht per se „krankheitswertig" (Broda & Wilms, 2019), im Gegenteil hat man nicht selten den Eindruck, dass in dieser letzten Lebenszeit das medizinische, aber auch das psychotherapeutische System zum Rückzug aufgefordert ist, um ein individuelles und dem einzelnen Menschen entsprechendes Sterben zu ermöglichen. Neben den mannigfaltigen Anwendungsbereichen psychosozialer Interventionen am Lebensende (z. B. Berthold & Gramm, 2019) wird hier also eine psychotherapeutische Herangehensweise aufgezeigt, wobei sich (hoffentlich) erweisen wird, dass die hier zugrunde gelegten psychodynamischen Überlegungen nicht nur in der psychotherapeutischen Situation im engeren Sinn, sondern im weiteren Umfang von Palliative Care nutzbar gemacht werden können.

Obwohl davon auszugehen ist, dass die große Anzahl ambulant tätiger psychodynamisch orientierter Psychotherapeuten (in Deutschland derzeit ca. 50 %) sowie die ebenfalls zahlreichen psychodynamisch arbeitenden stationären Psychotherapieeinheiten (Kliniken und Abteilungen) sich auch mit Menschen am Lebensende befassen, ist doch die theoretische und auch praxisbezogene Auseinandersetzung mit diesem Thema nach wie vor eine Seltenheit im deutschsprachigen Raum. In Bezug auf die psychodynamischen Verfahren ist festzustellen, dass diese auf den Palliativstationen in Deutschland eine stark untergeordnete Rolle spielen. Dies liegt wohl u. a. auch daran, dass sich Psychodynamiker (allerdings nicht nur diese) nicht wirklich gut auf eine Tätigkeit in diesem Bereich vorbereitet sehen (Vogel, 2011). Daneben werden für die in dieser Hinsicht „zögerliche Psychoanalyse“ folgende Ursachen genannt: eine Labilisierungsgefahr körperlich schwerkranker Patienten durch analytisch abgeleitete Verfahren, Probleme der therapeutischen Gegenübertagung und die geringe Beachtung, die die „persönliche Todesbetroffenheit“ der Analytiker fand (Burkert & Hierdeis, 2017, S. 281).

Generelle Merkmale einer psychodynamischen Psychotherapie am Lebensende

- Ausbildung eines *holding environment* als primäre Aufgabe
- veränderte Übertragungssituation
- veränderter Körperbezug
- flexiblere Setting-Gestaltung (Zeit und Ort)
- veränderte Zielsetzung
- veränderte schwerpunktmäßige Methodennutzung
- verstärkter Einbezug von Philosophie und Spiritualität
- veränderter Prozessablauf: Veränderungs- und Heilungsmetaphern werden ersetzt durch Bilder von Wandlung und Übergang

Psychotherapie am Lebensende ist zudem fast automatisch ein fokaltherapeutisches Arbeiten. Den Fokus bilden die bewusste Todesnähe und ihre bewussten und unbewussten Konsequenzen.

6.1 Sprechen über Sterben und Tod

Jegliche Therapie beginnt mit einem Sich-gegenseitig-Kennenlernen. Dem Therapeuten dient hierzu die Erhebung der Anamnese, die in der psychodynamischen Therapie meist nicht explizit, also anhand eines abzuarbeitenden Leitfadens, sondern wenn möglich implizit im Gesprächsverlauf der ersten Therapiestunde und unter dem Wunsch, den Patienten kennenzulernen und eine erste Beziehung aufzubauen, erfolgt.

Das Sprechen über Tod und Sterben muss von Mitteleuropäern erst gelernt werden. Wir sind gewohnt, drum herumzureden, das Thema ganz zu vermeiden oder es als unpassend zu betrachten. Dies gilt v. a. im medizinisch-pflegerischen Kontext, wo schwerstkranke Patienten rasch lernen, dass ihre Hilfepersonen in Klinik oder Pflegeheim dieses Thema entweder vermeiden oder mit martialischen, furchtauslösenden Metaphern belegen.

Mit Ausnahme des Themas der Suizidalität gibt es auch in den psychodynamischen (und auch den sonstigen) Therapieansätzen kaum eine explizite Betrachtung des Gesprächs über Sterben und Tod, sei es generell oder sei es in der Arbeit mit hochbetagten oder gar sterbenden Menschen. Eine seltsame Scheu scheint die Therapeuten zu befallen, die Worte *Sterben* oder *Tod* in dem Mund zu nehmen, so als würde dieser damit magisch herbeigerufen oder den Patienten mit der direkten Benennung zu viel zugemutet. Eine eigene Untersuchung an deutschen Palliativeinrichtungen ergab, dass auch für die dort tätigen Psychotherapeuten das Todesthema nicht wirklich häufig in den Gesprächen auftaucht (Vogel, 2011). Tatsächlich aber lösen professionelle, hier also therapeutische Gespräche über Sterben und Tod z. B. bei hochbetagten Menschen befreiende und entlastende Emotionen aus, auch wenn bisweilen negative Affekte oder Betroffenheiten deutlich werden (Heimerl, 2007).

Das Unbenennbare in – zugegebenermaßen oft unbeholfene – Worte zu fassen bzw. es zumindest sprachlich zu umkreisen ist grundsätzlich bereits Teil psychodynamischen Arbeitens. Die *Thanato-Anamnese* soll dem explizit dienlich sein. Sie ist hier eine Spezialform eines fokaltherapeutisch ausgerichteten anamnestischen Handelns, die das Todesthema besonders in den Mittelpunkt stellt. Nicht nur, aber erst recht in der Arbeit mit Patienten am Lebensende empfiehlt sich zu Beginn der Therapie eine Aufmerksamkeitsausrichtung auf das Todesthema.

Thanato-Anamnese

Im eigentlichen Sinn heißt dies für den psychodynamisch orientierten Psychotherapeuten, eine Hypothese zum Todeskomplex des Patienten zu entwickeln (vgl. Kap. 3.2). Zur Thanato-Anamnese gehören zwingend auch Aspekte einer klinischen und auch einer spirituellen Anamnese (z. B. Frick, 2019). Die psychodynamische Gesprächsführung am Lebensende lernt

Thematisierung des Todesthemas zu Beginn einer Psychotherapie am Lebensende (Vogel, 2016b)

- Frage nach dem subjektiven Todeskonzept
- Frage nach den individuellen Todeserfahrungen
- Frage nach der Stellung des Todes im individuellen Lebensverlauf
- subjektives Verhältnis zum eigenen Tod

auch von den Erkenntnissen aus der medizinischen Palliativforschung und aus den Pflegewissenschaften. Hier gibt es theoretische und praxisnahe Überlegungen zu den Besonderheiten der Kommunikation am Lebensende (vgl. Neander, 2021). Es gilt generell ein Primat des Zuhörens und bisweilen des „liebevollen Unterlassens". Interventionen sind sparsam zu nutzen, Deutungen noch sparsamer. Die in der Palliativmedizin kritisierte „Paternalität des Helfens" ist auch in der Psychotherapie zu berücksichtigen. Einer der wenigen psychodynamisch arbeitenden Kollegen, der neben theoretischen Darstellungen auch und v.a. einen Einblick in seine Arbeit mit sterbenden Patenten gewährte, ist der 2018 verstorbene französische Psychoanalytiker Michel de M'Uzan in seinen Darstellungen der psychoanalytischen „Arbeit am Übergang" (1977, S. 77). Neben interessanten Erkenntnissen über die trotz der sehr klassischen, sogar das Ödipale mit berücksichtigenden dreimonatigen Arbeit mit einen Menschen bis kurz vor dessen Tod und einer im jungianischen Sinne durchaus als finalitätsorientiert zu bezeichnenden Ausrichtung beschreibt de M'Uzan seine Arbeitsweise als vornehmlich rezeptiv-zuhörend (de M'Uzan, 1996).

Soviel zum gesprochenen Wort. Die Opazität des Todesthemas, also die Unmöglichkeit, es begrifflich in eindeutiger Weise fassen zu können, wurde bereits im Eingangskapitel angemerkt und weist auf die Bedeutung „komplementärer Formen der Kommunikation", wie sie von den künstlerischen Therapien bereitgestellt werden, hin (Hopf, 2019, S. 43). Denn, wie der schon genannte amerikanischen Psychoanalytiker James Hillman treffend formuliert, „der Tod ist kein Gegenstand für das Denken" und bevorzugt als Phänomenologie den „Symbolismus" (Hillman, 2001, S. 26). Diese Affinität zum Symbolischen macht dann auch die besondere Brauchbarkeit tiefenpsychologisch abgeleiteter Ansätze deutlich, sind doch gerade in Psychoanalyse und Analytischer Psychologie die Symboltheorien dort im Zentrum des wissenschaftlichen Nachdenkens zu finden. Besonders brauchbar für das psychodynamische Verständnis sind auch die Ausführungen des Züricher Spiritual-Care-Professors Simon Peng-Keller über die Symbolsprache bzw. die „bildhafte Kommunikation am Lebensende" (z.B. Peng-Keller, 2017a, S. 1). Symbolische Formen der Mitteilung finden wir in den bereits beschriebenen Lebensrückblicken, in kreativer Tätigkeit oder

Symbole

in Verhaltensweisen. Psychodynamische Hermeneutiken können sich ihnen behutsam annähern.

Psychodynamisch gesehen ist das Sprechen bereits ein Stück Symbolisierung, d.h. eine Form der Verarbeitung, und es ist hier weitgehend ein Akt des Bewusstseins. Zu dieser bewussten Auseinandersetzung gehört auch das genannte Todeskonzept unserer Patienten, ein Begriff, der von Wittkowski in die Thanatopsychologie eingeführt wurde und mit dem er folgendes bezeichnet:

Todeskonzept

> die Gesamtheit aller kognitiven Bewußtseinsinhalte (Begriffe, Vorstellungen, Bilder), die einem Kind oder einem Erwachsenen zur Beschreibung und Erklärung des Todes zur Verfügung stehen. Das Todeskonzept beinhaltet eine kognitive Komponente, an der primär Wahrnehmung und Denken beteiligt sind, sowie eine emotionale Komponente, welche die mit einzelnen kognitiven Inhalten des Todeskonzepts verbundenen Gefühle abdeckt. (Wittkowski, 1990, S. 44)

Aus den Ergebnissen der Thanatopsychologie wissen wir, dass die Komponenten Universalität, Nonfunktionalität, Irreversibilität und Kausalität zu dieser menschlichen Sicht auf den Tod und das Sterben gehören (Wittkowski, 1990). Aus der Philosophie kennen wir drei grundsätzlich mögliche Sichtweisen auf den Tod, nämlich die Annahme eines endgültigen und vollständigen Lebensendes, des Übergangs in eine andere Weise der (Weiter-) Existenz oder das Eingehen oder Aufgehen in etwas Größerem. Das psychologische Todeskonzept, das durchaus Anleihen in der Philosophie nimmt, lässt sich psychodynamisch bestimmen als „die bewusste oder zumindest vorbewusste, d.h. potenziell durch Anstrengung bewusstseinsfähige Sicht des Ich auf das eigene Selbst im Hinblick auf dessen zeitliche und räumliche Grenzen und damit Ende. Es enthält – analog dem Selbstkonzept – bestimmte kognitiv-affektive Strukturen und Inhalte“ (Vogel, 2017, S. 90).

„Sterbenarrativ“

Die Annäherung an das Todesthema erfolgt vonseiten der Patienten häufig nicht direkt und geradlinig, sondern vielmehr über ein spontan geschildertes „Sterbenarrativ“, also diejenigen biografischen Erzählungen, die mit Tod und Sterben zu tun hatten. Dazu gehören eigene Erfahrungen mit Krankheit und/oder Todesnähe oder Erlebnisse bzgl. des Sterbens anderer. Nicht selten werden zunächst eigene Trauerfälle und Verluste berichtet, bevor über die persönliche Situation am Lebensende gesprochen wird. Die therapeutische Gesprächsführung sollte sich an diesem Vorgehen orientieren, da hierdurch auch ein erstes Gefühl für den Umgang mit dem Todesthemen zu erlangen ist. Küchenhoff (2017, S. 94 f.) schlägt zudem als bedeutende Gesprächsvariable den Takt vor „für das, worüber der Patient spricht und was er uns anzeigt ... zu spüren, was der Sterbende braucht – nein, was er aus seinem Sterben macht“, statt ihn mit eigenen, bisweilen gegenübertragungsbestimmten Sichtweisen implizit oder explizit zu konfrontieren.

Engelke (2012) beschreibt aus seiner profunden Erfahrung eine „Doppeldeutigkeit" der Sprache Sterbenskranker, denn sie

> spüren täglich, dass ihr Leben bedroht ist. Diese Bedrohung schwingt in ihrer Sprache ständig mit und gibt allen Wörtern und Sätzen ihrer alltäglichen Sprache auch noch einen eigenen, für ihre Situation typischen Bedeutungsgehalt. Diese Doppeldeutigkeit – wörtliche und symbolische oder metaphorische Bedeutung – ist oft den Sterbenskranken selbst nicht bewusst. (S. 217)

Symbolisierende Einstellung als psychotherapeutische Haltung

Als zugrunde liegende (Gesprächs-)Haltung bietet sich – für die psychodynamische Therapie allgemein, aber auch für die Arbeit in Todesnähe im Speziellen – zudem die *symbolische* oder besser *symbolisierende Einstellung* an, wie sie v. a. in der Analytischen Psychologie beschrieben wurde. Sie ist in besonderem Maße in der Lage, Gesprochenes, Handlungen (Gesten, Blicke etc.), Metaphern und Bilder auf eine übergeordnete Ebene zu heben, sie quasi zu transzendieren. Diese als Basis eines psychodynamischen Arbeitens geltende Haltung unterstellt der Welt eine ganz generelle Sinnebene, die dem Patienten nicht einmal unbedingt bewusst gemacht werden muss, sondern dessen Ahnung schon reicht:

> Die grundlegende Haltung ist dabei, dass nicht nur das psychische Leben, sondern alles in der Welt Geschehende als sinnhaft zu interpretieren ist, und dass es eben darum geht, den verborgenen Sinn – etwa auch einer psychischen oder körperlichen Symptomatik – zu extrahieren. ... Es ist dies eine achtsame Haltung der hohen Wertschätzung gegenüber allem Geschehen, eine Art psychologischer ‚Aufladung' der Welt mit tiefer Bedeutung. (Vogel, 2018, S. 97)

Der symbolisierenden Einstellung zugrunde liegt eine bestimmte Form von Symbolpsychologie, die im Kanon der psychodynamischen Denkgebäude v. a. von der Analytischen Psychologie vertreten wird (Dorst, 2021). Der Symbolbegriff wird hier ausgedehnt über die individuelle Psyche hinaus auf eine kollektive Ebene (vgl. Kap. 3.2). Diese Polarität zwischen einer subjektiven und einer objektiven Seite des Symbols ist Teil einer generell auf Komplementarität ausgerichteten Sicht eines dialogischen Verständnisses von Gegensätzen, die dieser Symbolauffassung zufolge das charakteristische Merkmal psychischer Erscheinungen ist. Symbole sind hier nicht wie in der klassischen Psychoanalyse Verschleierungen von Dahinterliegendem, sondern der bestmögliche Ausdruck dieser Polaritäten, ja bringen diese sogar in ein kreatives Verhältnis zueinander.

6.2 Weltanschauliche Wachsamkeit

Das individuelle Konzept von Tod und Sterben ist eng verknüpft mit der persönlichen Weltsicht und der Annahme der Stellung des einzelnen Menschen darin. „Die Anwesenheit des Todes im Praxisraum der PsychotherapeutInnen erfordert von diesen die Auseinandersetzung mit den letzten Dingen. Nahezu jede Todeskonfrontation bedeutet auch (und bisweilen in erster Linie) eine spirituelle Krise" (Vogel, 2019a, S. 52). Eine rein materialistische Sichtweise, ein existenzielles Nichts, ein religiöses Nachher etc. sind Möglichkeiten in einer diversifizierten postmodernen und durch Migration mitgeformten Gesellschaft, die bisweilen sogar im einzelnen Menschen nebeneinander bestehen können und die exploriert sowie auf ihre Auswirkung auf die psychische Verarbeitung der Todesnähe hin hinterfragt werden müssen.

Religionssensibilität

Ein Teil dieser Achtsamkeit gilt natürlich einer Berücksichtigung etwaiger spiritueller und religiöser Ressourcen oder Gefahren. Im Sinne einer „religionssensiblen Psychotherapie" (Mönter et al., 2020) eruiert der Therapeut ausführlich bewusste und vorbewusste Glaubenssysteme und religiöse Praktiken sowie eine etwaige „Spiritualität im Sterben" (vgl. Abschnitt 6.5.3). Eine Weltanschauungssensibilität erfordert das Interesse des Therapeuten an der Vielfältigkeit menschlicher Selbstverortung und auch eine gewisse Kenntnis etwa der zentralen philosophischen und religiösen Systeme bzgl. deren Haltungen zum Todesthema. Um der weltanschaulichen Position des Patienten in der Gegenübertragung interessiert-neutral und wertschätzend gegenüberstehen zu können, ist auch das Wissen über eigene Selbst- und Menschenbilder und auch impliziter Glaubensschemata nötig. „Psychotherapie am Lebensende bedarf eines erweiterten Menschenbilds, das auch Aspekte wie Tod und Begrenzung, Verwundbarkeit und Angewiesenheit als zum Menschen dazugehörig betrachtet" (Frede, 2019, S. 21). Psychotherapeutisches Handeln, die gewählte Therapieschule, die Methoden und die konkrete Praxis, leiten sich im Endeffekt ab aus grundlegenden Menschenbildsannahmen, die günstigstenfalls, aber durchaus nicht immer, mit dem Menschenbild der Patienten in Einklang stehen.

Persönliche Fragen von Patienten an den Therapeuten zum Thema Tod

Ein besonderer praxisbezogener Aspekt im Rahmen des Weltanschauungsthemas ist die nicht selten sich einstellende Situation des Interesses des Patienten am Todeskonzept des Therapeuten. Im Rahmen der Therapie am Lebensende betreffen die Interessensfragen der Patienten zum einen eigene Erfahrungen des Therapeuten („Haben Sie auch schon Menschen verloren?", „Waren Sie auch schon einmal in Todesnähe oder schwer krank"?), aber eben auch Fragen nach dessen Werten und Weltanschauung zum Thema Sterben und Tod.

Behandlungstechnisch geht es hier um die Frage der Neutralität (d.h. sich nicht auf eine Seite des Konfliktes des Patienten zu stellen) und der klassischen Haltung der Abstinenz (d.h. nicht die Bedürfnisse des Patienten zu erfüllen) und damit auch um das Problem, inwieweit Selbstmitteilungen der Therapeuten statthaft oder bisweilen sogar indiziert sein können. Dabei wird in modernen psychodynamischen Konzepten v.a. in der Behandlung von strukturschwachen Patienten ein reflektiertes temporäres Abweichen durchaus empfohlen. Diesem geht notwendigerweise aber eine eingehende Gegenübertragungsanalyse voraus und hat unter der Prämisse der modernen Abstinenzdefinition zu erfolgen, also nicht eigene (dem Therapeuten zugehörige) Motive für die Selbsterklärungen in den Vordergrund zu stellen. Der nützliche Umgang mit persönlichen Fragen von Patienten folgt in psychodynamischen Therapien einem ungefähren Schema (vgl. folgender Kasten).

Gegenübertragungsanalyse bei persönlichen Fragen

Therapeutischer Umgang mit Patientenfragen zu persönlichen Erfahrungen oder Einstellungen des Therapeuten

1. „Warum fragen Sie?“
2. „Was sind Ihre Ideen oder Fantasien zu meiner (des Therapeuten) Einstellung?“
3. Eventuell knappes *self-disclosure* mit Fokus im Hier und Jetzt, d.h. ohne dessen Entwicklung oder Begründung zu benennen.
4 „Was bedeutet diese Auskunft von mir für Sie und für unsere Beziehung?“

Dieses Schema ist auch in der Therapie am Lebensende anwendbar und gewährleistet zusammen mit einer fundierten Gegenübertragungsanalyse, dass eine gerade am Lebensende der Patienten oftmals nützliche Selbstoffenbarung im Rahmen eines psychodynamischen Therapieprozesses verbleibt.

6.3 Psychodynamische Konzepte von Tod und Lebensende

Ein Großteil der großen psychoanalytischen Teiltheorien ist inzwischen auf das Todesthema angewandt worden. Klinisch nützliche Konzepte sind dabei:

- psychoanalytische Entwicklungstheorien und Bindungstheorie,
- Narzissmustheorien,
- Intersubjektivitätstheorien,
- Individuations- und Finalitätstheorien,
- Triebtheorien (vgl. Kap. 3.1).

Je nach Interesse und Spezialisierung des Therapeuten wird auch die psychodynamische Therapie am Lebensende mehr oder weniger von einzelnen dieser Theoriebausteine inspiriert sein. Zusätzlich zu diesen generellen Betrachtungen finden sich in der psychoanalytischen Literatur verstreut auch brauchbare Ansätze zur Entwicklung psychodynamischer Prozesstheorien des Sterbens. Sterben kann daraus abgeleitet z. B. als ein Prozess der Identitätsveränderung, in dem Selbst- und Objektrepräsentanzen einer Revision unterzogen werden, gesehen werden. Das Lebensende kann auch als Prozess der Fokussierung auf den Körper (und seine Krankheitssymptome) als eine Somatisierung des gesamten Erlebens verstanden werden. Im Gegensatz dazu formuliert etwa die bereits beschriebene Individuationstheorie die Möglichkeit einer Entidentifizierung mit dem Körper und, über spirituelle und/oder religiöse Zugänge, die Identifikation mit etwas Transzendentem. Zu diesen körperbezogenen Prozesstheorien gehört auch die Idee der Wahrnehmung des Köpers als Symbol (z. B. des Mütterlichen; Hirsch, 2002) und das Sterben als Prozess der Wiederverbindung zwischen Selbst und Körperselbst der frühen Lebensjahre durch die Körpersymptomatik (Vogel, 2017). Die analytisch-psychologische Sicht des Sterbeprozesses als komprimierter Individuationsprozess wurde in Kap. 3.3 bereits eingehend dargestellt.

6.3.1 Regression am Lebensende

Schließlich, besonders praxisbedeutsam, sind Lebensende und Sterbeprozess auch als ein regressives Geschehen auffassbar, unmittelbar zugänglich durch „objektiv“ regressive Körpervorgänge, Sprechunfähigkeit und Pflegebedürftigkeit und die dadurch bedingte Reaktivierung frühster Körpererfahrungen. Der Terminus „Regression“ wurde von Freud in die Psychotherapie eingeführt und zunächst libidotheoretisch formuliert (Freud, 1938/2000).Der Vorgang ist in der Psychoanalyse heute allgemein definiert als ein kognitiv-emotionales, meist partielles und temporäres Selbst- und Welterleben, ähnlich oder gar analog dem einer früheren Entwicklungsperiode. Regressive Prozesse können zu Abwehrzwecken eingesetzt werden und sind bisweilen lebenshinderlich und symptomgenerierend. Sie sind aber auch notwendige Ereignisse eines „normalen“ psychischen Haushalts und ermöglichen z. B. den Genuss von Urlaub oder Sexualität.

Definition „Regression“

Die psychodynamische Therapie legt großen Wert auf eine elaborierte Entwicklungspsychologie, um das regressive Erleben und Verhalten von Menschen verstehen und einer bestimmten, oft infantilen Entwicklungsperiode zuordnen zu können. Bezüglich des Todeserlebens bei Kindern haben

Todeserleben bei Kindern

z. B. Tausch-Flammer und Bickel (2000) eine kompakte Übersicht geliefert. Es ist demnach davon auszugehen, dass Kinder bis 3 Jahre kein Verständnis von Sterben und Tod entwickeln und eine (reversible) Abwesenheit nicht selten mit „Tod“ (d.h. in dieser Zeit auch mit Existenzbedrohung) gleichsetzen. Bis zum 5. Lebensjahr nehmen dann Fragen zu Todesthemen zu, auch wenn das Sterben(müssen) immer nur bei anderen erlebt wird und noch kein Konzept von Irreversibilität entstanden ist. Das ändert sich bis zum 9. Lebensjahr, wenn sich eine realistische kognitive Sicht sowie Affekte von Trennungsschmerz zeigen. Die in dieser Zeit häufige Personifizierung des Todes wird in zahlreichen Kinderbüchern gut und für die Arbeit mit Kindern nützlich umgesetzt (z.B. Erlbruch, 2007). Bis zum 14. Lebensjahr entwickelt sich dann eine „reifes“ Todeskonzept. Der Tod wird schrittweise als endgültiger, irreversibler und unumgehbarer Fakt wahrgenommen und mit Abschied und Verlust in Verbindung gebracht. In dieser Zeit beginnt eine oft ängstlich geprägte Auseinandersetzung mit den verschiedensten Todesthemen, v.a. mit der eigenen Sterblichkeit (vgl. auch Tyrkas, 2017; Korosidis, 2021). Es lässt sich folgende begründete Hypothese aufstellen: Parallel zur Entwicklung des Selbst entwickelt sich das subjektive Todeskonzept (Vogel, 2017). Diese Erkenntnisse einer Thanato-Entwicklungspsychologie liefern wertvolle Hinweise auf das Erleben sterbender Patienten in deren regressiven Ich-Zuständen und ermöglichen die Abstimmung therapeutischer Interventionen auf das jeweilig vorherrschende Entwicklungsniveau.

Regression aus Sicht der Objektbeziehungstheorie

Objektbeziehungstheoretisch ist auch eine Regression auf die paranoid-schizoide Position nach Melanie Klein (1975) mit Spaltung zwischen Gut und Böse (zum Schutz des Guten) und Projektion des Bösen zu beobachten; diese stellt eine prominente abwehrdurchdränkte Formation gegen existenzielle Bedrohungen dar, wie sie durch die Todeskonfrontation entsteht. Sie verweist auf tiefgehende regressive Vorgänge hinein in frühkindliche Erlebensformen (die paranoid-schizoide Position wurde von Melanie Klein im 3. bis 4. Lebensmonat angesiedelt). Spaltung in gesund und krank, in die Gesunden und die Kranken, in das Kranke in mir, und Projektion des Gesunden und Rettenden in den anderen (Arzt) treten auf und können in paranoide Fantasien einmünden (zu Kleins Begriff der Positionen am Lebensende vgl. Biermann, 2008).

Regression am Lebensende ist bedingt durch:

- die forcierte Bezogenheit auf basale Körperfunktionen,
- forcierte Bezogenheit auf basale Körperfürsorge,
- mütterliche Klinikatmosphäre,
- patriarchale Medizin(Beziehungs-)struktur,
- tatsächliche Pflege,
- „frühe“ Ängste und Verunsicherungen.

Der dadurch und durch die mit diesen Faktoren verbundene „Zumutung existenzieller Fragilisierung“ (Boothe, 2014, S. 232) unvermeidbar in Gang gebrachte regressive Sog führt zu temporärer Reduktion des Strukturniveaus, wie es etwa in der OPD-2 (Arbeitskreis OPD, 2014) beschrieben ist. Die psychodynamische Praxis in der Arbeit mit sterbenden Menschen verlangt daher eine Reihe von Parametern und Schwerpunktsetzungen, die sie von der „normalen“ psychodynamischen Psychotherapie deutlich unterscheiden. Das hat Auswirkungen auf die konkrete psychodynamische Arbeit, die in der Behandlungstechnik und Beziehungsreflexion Anregungen von Behandlungskonzepten für sog. „Frühstörungs-Patienten“ aufgreift. Da ist zuerst die Bedeutung der eigenen Haltung des Therapeuten zum Todesthema und der eigenen Sterblichkeit. Daraus und aus der Sprachlosigkeit der Sterbenden ergeben sich besondere Interventionsformen wie etwa die Arbeit mit Bildern (vgl. Kap. 7.4) oder die Arbeit in der stillen Präsenz (vgl. Kap. 7.2) mit den Konzepten des Containings und der Intersubjektivität. Auch ist diese Therapie in ihrer Beziehungsreflexion stark gegenwartsorientiert und verzichtet oft weitgehend auf eine psychodynamisch-biografische Aufarbeitung. Eine etwaige therapeutische Regression wird begrenzt, das Ich wird aktiv gestützt, Neutralität und Abstinenz müssen situativ in ihrer Sinnhaftigkeit befragt und u. U. behutsam modifiziert und reflektiert relativiert werden.

Besonderheiten bei der psychodynamischen Arbeit am Lebensende

6.3.2 Bindungstheorie

Ausgehend von der direkten Erfahrbarkeit regressiver Prozesse in Todesnähe (empirisch erkennbar z. B. durch das häufig berichtete Rufen von Sterbenden nach ihrer Mutter) und der dadurch ausgelösten Reaktivierung früher Ängste wurde v. a. die Bindungstheorie in jüngerer Zeit auf ihre Brauchbarkeit im Verständnis der Beziehungserfahrungen Sterbender untersucht (vgl. z. B. Hloucal et al., 2012). Die Bindungstheorie erweist sich inzwischen als die am besten wissenschaftlich fundierte, psychoanalytische Theorie des Lebensendes. Sowohl theoretische Arbeiten als auch Erfahrungsberichte und z. T. umfangreiche empirische Analysen liegen vor. Es ist hier nicht der Ort, die Bindungstheorie im Einzelnen abzuarbeiten. Bei durchaus unterschiedlicher Darstellung sind übergreifend doch diese vier Bindungsmuster beschrieben worden und inzwischen gut evaluiert (z. B. Ainsworth et al., 1978):

Bindungsstile

- sicher gebunden,
- unsicher-ambivalent gebunden,
- unsicher-vermeidend gebunden,
- unsicher-desorganisiert gebunden.

Häufig zitiert ist die zusammengefasste Sichtweise Bowlbys, Bindung sei das gefühlsgetragene „Band, das eine Person oder ein Tier zwischen sich selbst und einer anderen spezifischen Person/einem bestimmten anderen Tier knüpft – ein Band, das beide räumlich verbindet und zeitlich andauert" (Grossmann & Grossmann, 2003, S. 147; vgl. auch Bowlby 2006), und die fast schon pragmatisch zusammenfasst, was der komplexe Bindungsbegriff meint. Die Suche nach Schutz und Nähe bei tatsächlichen oder befürchteten Trennungen und Verlusten, wie es z. B. am Lebensende der Fall ist, wird Bindungsverhalten genannt. Dieses verläuft anhand der oben genannten Bindungsstile. Unsicher gebundene Menschen verspüren dann häufig ungute Mischungen unterschiedlichster Gefühlsqualitäten, etwa große Zuneigung bei gleichzeitiger Ablehnung oder Angst, Ungeduld, Aggressivität und ständige „Alarmstimmung". Sicher gebundene Menschen hingegen haben es leichter, sich bei Bezugspersonen, etwa im Pflegeheim oder Krankenhaus, aber auch in der therapeutischen Beziehung, sicher aufgehoben und beschützt zu fühlen.

Einfluss des frühkindlich erworbenen Bindungsmusters

Nun wurde in empirischen Untersuchungen tatsächlich nachweisbar festgestellt, dass frühkindlich erworbene Bindungsmuster das Erleben von Sterbenden stark beeinflussen. „Der Sterbeprozess eines Menschen stellt eine einmalige und endgültige Trennungssituation dar, die beim Patienten und seinen Angehörigen seelische Nöte hervorruft und damit ein besonders wirksamer Auslöser für die Aktivierung des Bindungssystems ist" (Petersen & Köhler, 2006, S. 12). Die Bindungsmuster Sterbender in Hospizen und auf Palliativstationen weisen im Vergleich zum Durchschnitt mehr unsichere und unverarbeitete Bindungsmuster auf, die Verteilung ähnelt klinisch-psychologischen Patientengruppen. Dies ist wahrscheinlich zum einen durch die Patientenselektion, also welche schwerstkranken Patienten in stationäre Einrichtungen gehen bzw. dorthin verbracht werden, zum anderen aber auch durch eine Veränderung der Bindungsrepräsentationen durch Krankheit und Todesnähe erklärbar. Sicher gebundene Menschen sind selbstverständlich durch die äußeren und körperlichen Geschehnisse in der Sterbephase auch verunsichert. Allerdings rekurrieren sie auf zuverlässige Repräsentanzen der Sicherheit und des Aufgehobenseins, die eine hohe Resilienz gegen Affektüberwältigung bedeuten.

Berücksichtigung des Bindungsmusters in der Therapie

Alle anderen Bindungsmuster benötigen besondere Formen der bindungsgerechten (therapeutischen) Zuwendung, bisweilen abhängig von der jeweils dominanten Bindungsrepräsentation. Empfehlungen, die aus der Bindungsforschung abgeleitet werden, sind die Bedeutung von Zuverlässigkeit und Ritualisierungen, Stabilität des Therapeuten, direktes Nachfragen und Herstellen von maximaler Transparenz sowie die Vermittlung verstehbarer Handlungsempfehlungen (z. B. zum Aufbau von Autonomieerleben; Müller, 2018). Im Rahmen psychotherapeutischer Beiziehungen am Lebensende ist es nicht zu anzuraten, langwierige Psychodiagnostiken etwa zum vorherrschenden Bindungsstil zu unternehmen. Das von Mary Ainsworth eingeführte und zunächst auf die primäre Bezugsperson von Kleinkindern bezogene bindungstheoretische Beziehungskonstrukt der Feinfühligkeit ist hier von Bedeutung (vgl. dazu Kap. 7.3).

6.4 Die therapeutische Beziehung: Intersubjektivität im Umfeld des Sterbens

Die Todesnähe konfrontiert, wie wir gesehen haben, den Menschen mit der grundlegendsten, nämlich der existenziellen, Form der Verunsicherung (vgl. Abschnitt 5.2.1). Sie ist gleichzeitig die alles Denken, Fühlen und Tun übergreifende Basis eines Daseins am Lebensende, auch wenn temporär Abwehrprozeduren erfolgreich sein können. Die existenzielle Verunsicherung des Sterbenden ist ansteckend und breitet sich auf dessen soziale Umgebung aus. Das spüren Freunde und Verwandte und medizinisches Personal, und deren Rückzug ist nicht selten eine Folge. Fühlbar wird sie aber auch in der psychotherapeutischen Gegenübertragung i. e. S., nun aber – vielleicht das erste Mal – innerhalb des sicheren Gefäßes einer dadurch ausgelösten, Ängste und Nöte validierenden und haltenden Beziehung. Es kommt zur typischen *existenziellen Gegenübertragung*. Nicht zuletzt ist dabei die Wucht der Übertragungs-Gegenübertragungs-Dynamik im Angesicht des archetypischen Gehalts des Todesthemas zu berücksichtigen.

Existenzielle Gegenübertragung

6.4.1 Übertragung, Gegenübertragung und die unbewusste Szene

In einigen Aspekten unterscheidet sich das psychotherapeutische Arbeiten am Lebensende grundsätzlich von der therapeutischen Standardsituation. So ist z. B. „die letzte Lebensphase ... fast immer mit lebensbedrohlichen Krankheiten verbunden. Diese sind grundsätzlich zu behandeln. Also dominieren kurz vor dem Lebensende medizinische Maßnahmen die Situation“ (Wittrahm, 2018, S. 219). Aufgrund dessen kommt es zur „aufgeteilten Übertragung“ zwischen verschiedenen Helfern mit einer u. U. temporär höheren Bedeutsamkeit medizinischer Kontakte, die nicht auf ein Agierpotenzial des Patienten zurückzuführen ist, die aber trotzdem auf symbolischer Ebene und als unbewusste Szene verstanden werden kann – eine psychoanalytische Sichtweise, die nun besondere Bedeutung erlangt.

Szenisches Verstehen

Seit den 1970er Jahren bestimmt die Rede vom „szenischen Verstehen“, v.a. verbunden mit dem wissenschaftlichen Ansatz der Tiefenhermeneutik von Alfred Lorenzer, aber auch der Beschreibung des analytischen Erstinterviews von Hermann Argelander sowie ihren aktuellen Weiterentwicklungen, die psychodynamischen Konzepte unbewusster Inszenierungen. Dabei wird nicht die therapeutische Anwendung psychodynamischen Wissens, sondern das durch die Teilnahme an der Szene Erfahrene in den Mittelpunkt gestellt (vgl. Laimböck, 2015) sowie der Aufmerksamkeitsfokus auf Brüche in der Erzählung oder auf Sinnlücken. Die Szenen entstehen also als gemeinsames, größtenteils unbewusstes Werk, das eine nahe (therapeutische) Beziehung voraussetzt. Solcherart Verstrickungen können mit Übung und nicht selten unter Einbeziehung außenstehender Supervisoren zumindest teilweise verstanden, d.h. dem Bewusstsein und dem logischen Denken zugänglich werden. Übertragung und Gegenübertragung sind hier derart miteinander verquickt, wie es modern auch in der Intersubjektivitätstheorie dargestellt wird.

Das oftmals stark verunsicherte Erleben der Patienten (vgl. Abschnitt 5.2.1) erfordert einen verlässlichen und berechenbaren Rahmen der Therapie und eine authentische und ebenfalls berechenbare therapeutische Beziehung. Kurt Eissler betont vehement die Bedeutung einer stabilen, festen Übertragungsbeziehung in der psychodynamischen Therapie am Lebensende, um schützende mütterliche Beziehungserfahrungen evozieren zu können. Er weist zudem darauf hin, dass im Unterschied zur Standardbehandlung diese nicht gedeutet und aufgelöst, sondern stabilisierend bis zum Ende gehalten werden sollte. Der Patient erhält in einer gelungenen therapeutischen Nähe das beruhigende Gefühl, mit dem Therapeuten zusammen „gemeinsam zu sterben“ (Eissler, 1977, S. 96). Hier verweist der Autor schon früh auf eine Intersubjektivität in der Arbeit mit Sterbenden und die damit verbundene und durchaus gewollte „psychische Ansteckung“. Diese zeigt sich auch in einer spürbaren identifikatorischen Angst um das Leben des Therapeuten bzw. des Patienten. Die Sterbesituation erzeugt ein mächtiges gemeinsames intersubjektives Feld, das von der Tatsache der Sterblichkeit beider Beteiligter getragen ist. Beide haben Angst vor dem Tod und dem damit assoziierten Sterbeprozess. In einer „bidirektionale[n], reziproke[n] Gemeinsamkeit der therapeutischen Beziehung“ (Jaenicke, 2006, S. 27) wird die Therapie „zu einem ‚gemeinsamen Projekt‘, Veränderung wird gegenseitig und auch der Therapeut geht in gewissem Umfang verändert aus dem therapeutischen Prozess hervor“ (Vogel, 2016b, S. 79).

Psychische Ansteckung

Der Tod stellt dadurch auch für den Psychotherapeuten immer eine Grenzsituation dar, denn: „Alle Beteiligten, die Professionellen und die Betroffenen, kommen angesichts des Sterbens an eine Grenze, sind überfordert, hilflos und ohnmächtig“ (Heller & Schwartz, 2000, S. 78). Joraschky (2018) benennt die „gemeinsamen Grenzerfahrungen als Wahrnehmung des Therapeuten in seiner eigenen Lebensbegrenztheit“ (S. V). Das bereits genannte und zunächst in der Bindungstheorie entwicklungspsychologisch formulierte Beziehungskonzept der Feinfühligkeit als eine bestimmte Form der Gegenübertragungseinstellung, die besonders geeignet zu sein scheint, die (Bindungs-)Bedürfnisse zu erfassen und darauf zu reagieren (vgl. Kap. 7.3), ist die automatische Folge des Sich-Einlassens auf eine große Nähe zwischen sich und dem sterbenden Patienten. Eine solcherart enge Verwobenheit erfordert aber Kraft und Anstrengung. Söllner (2018b) weist mit Blick auf die empirische Studienlage auf eine erhöhte Burnout-Gefahr und die sog. *compassion fatique* bei therapeutischer Arbeit mit schwerkranken Menschen hin. Auf diese muss in der Gegenübertragungsanalyse dann unmittelbar reagiert werden.

Compassion fatigue

Psychodynamisches Arbeiten mit Sterbenden aktiviert also zwangsläufig eine existenzielle Gegenübertragung der gemeinsamen Todesbewusstheit. „Der Therapeut, der das Sterben begleitet, ist in keiner Weise in irgendeiner privilegierten Position dem Sterbenden gegenüber. Er weiß, dass er genau die gleiche Situation zu erleben haben wird. Er weiß nicht, wie es ihm dabei ergehen wird“ (Küchenhoff, 2017, S. 90). Dies führt unvermeidbar zu einer existenziellen Verunsicherung auch als Gegenübertragungsreaktion, die mit der in Abschnitt 5.2.1 besprochenen Verunsicherung der Sterbenden korrespondiert und die sämtliche existenziellen Grundthemen, also auch die Sinnfrage, Einsamkeit und Freiheit, tangiert. In den Termini klassischer Psychoanalyse gilt darüber hinaus der Hinweis auf ein v. a. von Jaspers benanntes existenzielles und in Abschnitt 5.3.3 bereits behandeltes Thema, nämlich das der Schuld:

> Der sterbende Patient konfrontiert den Therapeuten mit Schuldgefühlen und der Verletzung seines Narzissmus. Die Tatsache, dass der Patient wirklich stirbt, erinnert ihn schmerzlich an seine eigene Sterblichkeit. Abwehrmechanismen des Psychotherapeuten gegen diese Gegenübertagung führen zur Distanzierung, Verleugnung, Beruhigung, Verdrängung, und falschem Optimismus oder Intellektualisieren und verstärken die Einsamkeit des Patienten. (Fritzsche & Campagnolo, 2018, S. 126)

Die vom Therapeuten gespürte Schuld hat nicht selten Anklänge einer Überlebensschuld. Die nicht seltenen somatischen Gegenübertagungsreaktionen lösen zudem Ängste und zusätzliche, nun „lokale“ und dadurch vorübergehend gebundene Verunsicherungen aus. Aufgabe des Therapeuten ist hier das Halten einer authentischen Präsenz, die durchaus zeitweise ängstlich getönt sein darf, die aber gleichzeitig die Aushaltbarkeit dieser Emotionen vermittelt.

Die veränderte Übertragungssituation wird in manchen Momenten des Therapieprozesses besonders deutlich. So enthält etwa eine, wenn auch leichte, Erkrankung des Therapeuten und eine womöglich deshalb ausgefallene Therapiestunde in der Arbeit mit sterbenden Menschen eine besondere (Übertragungs-)Bedeutung. Sorge um den Therapeuten, das Gefühl einer Solidarisierung, aber auch Neid auf dessen Genesung sind möglich. Überhaupt ist das zur psychodynamischen Therapie quasi konstitutiv zugehörige Arbeiten mit dem Therapieende eine Chance für die Bearbeitung des Todesthemas. Nach jeder Therapiesitzung, bei Urlauben etc. erfolgen Trennungen, die eine (zumindest unbewusste) Assoziation zur endgültigen Trennung im Tode erzwingen.

6.4.2 Containing

Winfried Bion entwickelte in seiner wegweisenden Schrift *Learning from experience* (1962) das Konzept des *Containing*, das sich zunächst auf die mütterliche Fähigkeit bezog, dem Kind unerträgliche Emotionen (die sog. Beta-Elemente) in sich aufzunehmen und in eine günstige Richtung zu verwandeln. Inzwischen ist die Begrifflichkeit von *container/contained* in der psychoanalytischen Literatur sehr verbreitet und über die ursprüngliche entwicklungspsychologische Bedeutung hinaus angewandt worden. Bion geht auch bzgl. der Todesängste davon aus, dass diese *contained* werden müssen, und so können wir annehmen, dass der Schrecken des Sterbemüssens, der uns bisweilen in der Arbeit mit Menschen am Lebensende begegnet, ebenfalls einer solchen Umwandlung bedarf. Dies setzt voraus, dass der Therapeut bereit ist, solch hohe Emotionalität in sich aufzunehmen, sich also, wie Jung sagt, psychisch „affizieren" zu lassen (Jung, 1929/1995, § 163; zum Verhältnis der Theorien von Jung und Bion vgl. Maier, 2014). Die therapeutische Haltung ist die des Geschehen-Lassen-Könnens, wie Jung sie im chinesischen *wu wei* wiederfand. Sie hat deutliche Anklänge auch in Bions *Reverie* und seinem „without memory, desire or understanding" (Bion, 2002).

Reverie Unter *Reverie* versteht man entwicklungspsychologisch zunächst die „träumerische" Präsenz der Mutter mit dem Säugling, die es ihr ermöglicht, ahnend das Innenleben des Kindes zu erfassen, in sich aufzunehmen, zu transformieren und in verdauten, „metabolisierten" Affekt-Stückchen zurückzugeben. Dies geschieht durch Wortmelodie, Mimik, Gestik, Versorgungshandlungen etc. Um diese anspruchsvolle Haltung sollte sich auch der Therapeut in der Arbeit mit früher gestörten Patienten oder Patienten in außergewöhnlichen regressiven Zuständen (wie etwa die Todesnähe) bemühen. Er sollte sein Inneres als sog. Gefäß zur Verfügung stellen, um die unerträglichen, oft projizierten Affekte des Gegenübers in sich aufnehmen, verwandeln und in bekömmlichen (d.h. ertragbaren, meist symbolisierten) Teilen zurückgeben zu können. Die Haltung ist grundsätzlich präsent-abwartend und rezeptiv und ähnelt dem Geisteszustand der Leere, wie er in manchen Zen-Übungen angestrebt wird, denn „diese Haltung enthält ein quasi-meditatives Element, die genau in dieser Entwicklung eines non-dualen Gewahrseins besteht" (Zwiebel, 2016, S. 56).

Containing und Reverie, genau wie Jungs alchemistisches Modell der therapeutischen Beziehung, gehen von einer Wirksamkeit therapeutischer Interaktionen aufgrund unbewusster, im Therapeuten ablaufender Prozesse aus, die nur sehr begrenzt auf einen sprachlichen Austausch angewiesen ist. Es handelt sich um präverbale therapeutische Beziehungskonzepte, die dadurch auch besonders geeignet sind für die Arbeit am Unaussprechlichen der Lebensendzeit.

Abschließend soll betont werden: Die analytischen therapeutischen Beziehungsmodelle, die szenischen sowie die modernen Intersubjektivitäts- und Containing-Konzepte bergen durchaus die Gefahr einer Überwältigung der Patienten durch zu viel Nähe. Eine angemessene, feinfühlige Beziehung kann bisweilen auch eine distanzierte und auf Abstand gehaltene Beziehung sein. Dies gilt v.a. für das Lebensende, wenn manche eigene Beziehungsregulationsmechanismen (z.B. sich verbal abzugrenzen oder das Feld zu verlassen) nicht mehr möglich sind.

6.5 Spezielle Themen

In den folgenden Abschnitten sollen einige Spezifika der psychodynamischen Arbeit am Lebensende verdeutlich werden. Sie machen im Besonderen die Unterschiede zur alltäglichen psychotherapeutischen Praxis deutlich.

6.5.1 Das getrübte Bewusstsein

Nur wenige Sterbende sind bis zu ihrem letzten Atemzug bei vollem Bewusstsein. Vielmehr sorgen natürliche körperinterne Vorgänge im Sterbeprozess sowie medikamentöse Schmerz- und Angstlinderungsmaßnahmen für Verwirrtheit und Einschränkungen der Bewusstheit bis hin zu einer bisweilen völligen Situation des Dahindämmerns oder Schlafens. In den ca. 60 Minuten vor Todeseintritt sind dann mehr als 90 % der Sterbenden tatsächlich nicht mehr bei Bewusstsein (Bausewein et al., 2015). In der Neu-

Bewusstseinsveränderungen

ropsychologie spricht man von *terminal decline* (vgl. Kap. 2.4) und meint damit ein rasches Absinken v.a. kognitiver, bisweilen aber auch anderer psychischer Funktionen am Lebensende bzw. kurz vor Eintritt des Todes. Hinzu kommt, dass „Demenz ... als Begleiter der letzten Lebensphase bei jedem Dritten zu erwarten" ist (Wittrahm, 2018, S. 217) und/oder mit deliranten Syndromen gerechnet werden muss. Bisweilen kommt es auch zu einem schwer erklär- und verstehbaren Schweigen des Sterbenden.

Indirekte Kommunikation

Die durch all diese Parameter stark erschwerte bis unmöglich gemachte direkte Kommunikation muss nun einer indirekten weichen. Sie ist nun angewiesen auf die bereits beschriebene Präsenz, auf Validierung und auf eine reflektierte und nicht absolut gesetzte Hermeneutik der Symbolsprache dieser Patienten (vgl. Pilgram-Frühauf, 2017). Psychodynamisch arbeitende Psychotherapeuten haben zusätzlich ihre oben beschriebene Kompetenz in Wahrnehmung und Reflexion ihrer Gegenübertragung und ihr Wissen um das intersubjektive Feld zwischen ihnen und ihren Patienten zur Verfügung. Dies kommt Freuds Vorschlag, das eigene Unbewusste dem Unbewussten des Patienten als Empfangsorgan zur Verfügung zu stellen, sowie C. G. Jungs Alchemiemodell der (therapeutischen) Beziehung besonders nahe. Sie beide verweisen damit auf eine auf direkte sprachliche Kommunikation nicht angewiesene gegenseitige Einflussnahme von sich nahstehenden Menschen (hier also Patient und Therapeut; Vogel, 2016a). Vor allem die Wahrnehmung der eigenen inneren Bilder im Zusammensein mit dem kommunikativ kaum mehr erreichbaren Menschen ist hier zu nennen.

6.5.2 Der Narzissmus der Sterbenden

Ganz allgemein herrschen in modernen westlichen Kulturen (meist implizite) narzisstische Unsterblichkeitsfantasien vor und bestimmen das Alltagsleben des Einzelnen. Wir leben, als ob wir nicht sterben müssten.

Zwei sich widersprechende psychoanalytische Theorien sind anwendbar auf die Nutzung der Narzissmustheorien zum Verständnis der Psychodynamik des Sterbens. Zum einen können die Aussagen Todkranker so verstanden werden, dass die Realisation des nahen Todes eine rasche und radikale Abwendung von den unzuverlässigen und nun aufzugebenden Objekten begünstigt und narzisstische Strebungen forciert werden. Klassisch psychoanalytisch ausgedrückt kommt es durch den Libidoabzug von der Welt zu einer libidinösen Besetzung des Ich, und die Umgebung sowie (frühere oder aktuelle) Beziehungen werden entwertet. Zum anderen ist umgekehrt darauf hinzuweisen, dass die Kränkung der Vergänglichkeit im Allgemeinen und des Sterbenmüssens im Besonderen narzisstische Grandiositäten geradezu erschüttert und Kränkung, Scham und Versagensgefühle eine depressive Entwicklung begünstigen. „Der Tod … ist eine Kränkung. Die tiefste Kränkung die sich nur denken läßt“, so Sternberger in seiner literarischen Annäherung (1981, S. 16).

Grandiosität und Kränkung

> Nicht selten ist daher der Einbruch des Todesthemas in das individuelle Leben – etwa durch einen gerade noch überstandenen Unfall oder andere traumatische Ereignisse mit Todesnähe – ein Test des der Person zugrundeliegenden narzisstischen Aufbaus, der dann erschüttert wird, wenn die Kohärenz des Selbst durch gerade eben diese Größenfantasien aufrechterhalten wurde. (Vogel 2021, S. 101)

Der gewisse Tod erschüttert also die eigene Grandiosität, die eng mit einer Unsterblichkeitsfantasie verbunden ist, und ebenso den idealisierten Anderen, da niemand uns vor der Gewissheit des Sterbenmüssens bewahren kann. Die zentralen Selbstobjektsfunktionen (Kohut, 1977), also diejenigen Beziehungsformationen, die den Selbstwert schützen und stützen, sind also zerbrochen. Schließlich ist aber eine dritte narzisstische Komponente zu bedenken, die in der Sicht des Todes als endgültige Verschmelzung mit dem idealisierten Selbstobjekt liegt, in der grandiosen Einheit mit dem Allmächtigen (z. B. Schmidtbauer, 2003). Nun wird der Tod ersehnt, führt er doch hinaus aus der kränkenden Mühsal des Lebens, hinein ins Licht der Grandiosität. Ihren Vorläufer findet diese Theorie schon in Freuds Todestriebskonzeption (vgl. Kap. 3.1).

Verschmelzung

Eine weitere narzisstische Variante im Sterbethema liegt zudem in der durch den Sterbeprozess genötigten Aufhebung einer fantasierten Verschmelzung in der zwischenmenschlichen Beziehung. Hier bedeutet die Realisation des eigenen Todes ein Zurückgeworfensein auf sich selbst, heraus aus einem symbiotischen Einheitserleben mit einem Partner. Zu Abwehrzwecken, so die psychodynamische Hypothese, kann dann eine neue Verschmelzung, dieses Mal mit einem göttlichen Anderen oder einem Abstrakten, erfolgen. Caruso (2001) stellt bzgl. der narzisstischen Beziehungsdynamik zudem die Hypothese auf, dass „das Erlebnis meines Todes im Bewusstsein des anderen“ für den Betroffenen noch kränkender sei als das „das Erlebnis des Todes in meinem Bewusstsein“ (S. 37).

Die narzisstische Gefährdung durch den drohenden Verfall des Körpers kann unmittelbar zwei Reaktionen auslösen. Zunächst kann es zu einer libidinösen Überbesetzung kommen, quasi eine abwehrbedingte Identifizierung des Ich mit dem Körper und einem heroischen Kampf um dessen Weiterfunktionieren. Zum anderen, und nicht selten danach und als Folge der erlebten Frustrationen, kommt es u. U. zu einer radikalen Kehrtwende, der Körper wird zum Feind erklärt und martialisch bekämpft. Mit diesem Aspekt des narzisstisch verwundeten Ich gehen dann nicht selten die behandelnden Mediziner ein Bündnis der gemeinsamen Kriegsführung ein (vgl. Söllner, 2018a).

Idealvorstellungen in der Versorgung Sterbender

Zum weiten Feld narzisstischer Themen am Lebensende gehört auch die Beobachtung, dass (therapeutisches) Arbeiten mit Sterbenden auch für die Behandler einer doppelten Idealisierungstendenz unterliegt: Zum einen ist „der Alltag der Versorgung von Schwerkranken und Sterbenden von sehr hohen Idealen, nahezu idyllischen uns letztlich selbstüberfordernden Leitbildern und Normen gekennzeichnet" (Heller, 2000, S. 35), und es kommt zu einer weitverbreiteten, „nahezu religiösen Idealisierung von Hilfe" (ebd., S. 37). Zum anderen wird eine Dys-Thanasie, ein „schlechter Tod", gefürchtet und die Angst davor wird dysfunktional abgewehrt. Der gute und friedliche Tod wird festgelegt als Ortho-Thanasie, als der „normale Tod", und als Anleitungen für die Sterbenden wie auch für die Pflegenden formuliert. Das „gute Sterben" der Patienten ist dabei meist von außen definiert und wird zeitgeistgeschuldet durch einen idealen ruhigen, gefassten, akzeptierenden psychischen Zustand mit wenig geäußertem psychischen und körperlichen Leid beschrieben. Sterbebegleitung und die therapeutische Arbeit mit Sterbenden mutiert dann nicht selten zu einem Crash-Kurs in der von der Ideologie, dem Menschenbild bzw. den Werten des Begleiters oder Therapeuten so vorgegebenen Norm eines guten Sterbens. Notwendig, um einen idiosynkratisch-personenzentrierten Standpunkt beizubehalten, ist aber, „sich von diesen Idealvorstellungen eines ‚schönen Sterbens' zu verabschieden und den Schmerz zuzulassen, dass manche ‚Geschäfte' doch unerledigt bleiben" (Heller & Schwartz, 2000, S. 77).

Tatsächlich gilt aber auch für in der Arbeit mit Schwerstkranken erfahrene Therapeuten, dass „die Annahme des Todes nur selten in vollem Umfang [geschieht]. Seine Annahme erfolgt viel häufiger im Verlauf eines stillen, mehr oder weniger resignierenden Nachgebens, eines Sich-Anpassens" (Fritzsche & Campagnolo, 2018, S. 124).

6.5.3 Spiritualität und Spiritual Care

Spirituelle Themen werden von den Menschen als real und für das Leben hoch relevant betrachtet und sind äußerst häufig (vgl. Gontard, 2013). Den Begriffen Spiritualität und Spiritual Care haftet dabei grundsätzlich eine inhärente „Unbestimmtheit" an (Frick & Roser, 2009, S. 10). Spiritualität wird im Allgemeinen als breiter als Religiösität gefasst und umgreift Sinnsuche, Selbsttranszendenz, Erfahrung von Heiligkeit und Verbundenheit, Achtsamkeit u.v.m. (z.B. Grom, 2009). Eine „pluralistische Jenseitstopo-

Spiritualität vs. Religiösität

logie" (Hanselitsch, 2006) existiert parallel neben und versteckt im Hintergrund bewusst rein materialistischer Weltentwürfe.

Der Begriff des *Spiritual Care* i.e.S. kam im Rahmen einer umfassenden *Pallitive Care* auf. „In Spiritual Care geht es darum, Auge und Ohr für die Ausdrucksformen des seelischen Lebens zu öffnen und ihnen Gestaltungsraum in der Beziehung zu geben" (Boothe & Frick, 2017, S. 139). Ausgegangen wird von den religiösen Erfahrungen oder Vorstellungen des Einzelnen, also oft von traditionellen christlichen, muslimischen oder jüdischen Sichtweisen; jedoch: „Spiritualität kann auch für fremde, exotische, ja: esoterische Erfahrungswelten stehen, die heute en vogue sind" (ebd., S. 139).

Religiosität und ihre Institutionalisierungen können auf den Menschen sehr heterogene Auswirkungen haben, können aber nutzbringend in die (psychodynamische) Psychotherapie einbezogen werden (Utsch, 2005). Spirituelle Haltungen haben sich in der Forschung durchaus als „nützlich" im Umgang mit dem Leid schwerer Erkrankung erwiesen (z.B. Pargament, 1997). Gleichzeitig scheint es jedoch auch belastende religiöse Elemente zu geben, etwa wenn Fegefeuer, Höllenqualen oder auch eine schlechte Wiedergeburt befürchtet werden.

Zusammenhang zwischen Religiösität und Angst vor dem Sterben

Die Existenzielle Psychotherapie, wie auch die terror management theory, geht von einem negativen Zusammenhang zwischen Religiosität bzw. überzeugtem Nichtglauben und Angst vor dem Sterben aus. Jong und seine Arbeitsgruppe legten hierzu eine umfangreiche Metaanalyse von 100 Studien vor, in der sie zum Ergebnis kamen, dass insgesamt tatsächlich ein jedoch gering ausgeprägter negativer Zusammenhang zwischen Religiosität und Todesangst abzubilden sei. Dies gilt auch für überzeugt atheistisch eingestellte Menschen. Kein feststellbarer Zusammenhang zwischen Religiosität und Angst vor dem Tode war bei immerhin 50 % der Studien zu finden, mehr Todesangst bei religiös eingestellten Menschen als bei „Ungläubigen" zeigten sich bei immerhin 18 % der gesichteten Studien (Jong et al., 2018).

Bezüglich der therapeutischen Praxis können Basisfertigkeiten von Psychotherapeuten formuliert werden, die den Nutzen spiritueller Einstellungen befördern. Zu ihnen gehören neben einer ganz grundsätzlichen Toleranz und Neugier dem Innenleben des Patienten gegenüber v.a die „Reflexion und Sprachfähigkeit über die eigenen Grundüberzeugungen und Grundkenntnisse von Religionen und Weltbildern", die Fähigkeit, „religiöse Übertragungen wahrnehmen" und „persönliche Bewältigungs- und Deutungsstrategien entwickeln helfen" zu können (Utsch, 2014, S. 213).

In der psychodynamischen Communitiy gab und gibt es jedoch, ausgehend von der fundamentalen Religionskritik Freuds, Vorbehalte bzgl. der Einbeziehung spiritueller Elemente in die therapeutische Arbeit. Der in der Psychotherapie allgemein und in der Psychoanalyse insbesondere zu bemerkende sog. *spiritual turn* (vgl. Utsch & Frick, 2015) hat diese Haltung aufgeweicht und einer „säkularen Auffassung von Spiritualität in der wissenschaftlich begründeten Psychotherapie" (Schlegel, 2017, S. 52) Vorschub geleistet. Die analytisch-skeptische Grundhaltung wurde aber dabei nicht grundsätzlich abgeschafft. Jedoch: Das nahende Lebensende beschwört zwangsläufig Themen der Transzendenz herauf, die nicht ignoriert oder neurotisiert werden können, ohne den sie erfahrenden Patienten Gewalt anzutun. Diese Transzendenz wird hier verstanden als Ausrichtung des Menschen auf die Frage des ihn Überschreitenden, das sowohl konkret-materialistisch (mein „Werk", meine Kinder werden mich überdauern) oder aber spirituell sein kann.

Spiritual turn

Psychoanalytische Religionstheorie

In der Tradition von Freuds Emphase der Aufklärung und seiner radikalkritischen Religionspsychologie sieht auch die moderne Psychoanalyse „die bewusst akzeptierte Beschränktheit unseres Seins auf das Hiersein in diesem einen Leben" (Unruh, 2017) als erstrebenswert und stellt sich hier auch neben existenzialistische Philosophien und deren psychotherapeutische Anwendungen etwa in der Daseinsanalyse oder der Existenziellen Psychotherapie. Auch wenn also moderne psychoanalytische Konzepte in Teilen noch den klassischen Freud'schen Ansichten folgen (vgl. z. B. Kristeva, 2014), etwa in der Sicht des Glaubens als „Narkotikum", so relativieren doch aktuelle psychoanalytische Theorien diese Haltung hinein in einen psychoanalytischen Pluralismus. Hier wird u. a. ausgegangen von Winnicotts (positiver) Auffassung von Illusionen und der daraus zu entwickelnden Sinnhaftigkeit von Religion in Begegnung mit existenzieller Hilflosigkeit und Desintegrationsangst (z. B. Lamothe, 2014). Zu erwähnen ist hier auch die Sicht von Spiritualität als eine anthropologische Konstante eines menschlichen Glaubensbedürfnisses, die vor jede Religionsbildung zu setzen sei (Rhode-Dachser, 2021, S. 73). Ganz offen schreiben etwa Burkert und Hierdeis (2017), das Vertrauen des Analytikers, „dass etwas im Menschen unsterblich ist, mildert dessen (des Patienten, Anm. d. Verf.) Todesangst und erleichtert den Trauerprozess" (S. 298).

Von Bedeutung sind in neuerer Zeit auch die Betrachtungen zu Spiritualität und Religiösität von Otto Kernberg, der in verschiedenen Aufsätzen eine, anlässlich seiner eigenen Trauererfahrungen, unter Einbezug einiger aktueller Entwicklungen in Trauerforschung und Thanatologie revidierte psychoanalytische Position vorstellte. Ausgehend v. a. von den entwicklungs- und objektbeziehungpsychologischen Erkenntnissen Melanie Kleins und den religionspsychologischen Positionen der französischen Psychoanalytikerin Chasseguet-Smirgel kommt er zur klar von Freuds Position abgegrenzten Formulierung von „Religiösität als einem elementaren menschlichen Erfahrungsraum“ (Kernberg 2014, S. 239), der zwar durchaus „einer inneren Objektwelt entspringt, diese aber in eine Erlebniswelt transzendiert, welche nicht mehr unter dieser inneren Objektwelt subsummiert werden kann“ (ebd., S. 340). Am Beispiel der Trauer zeigt er eine fast zwangsläufig ablaufende Transformation innerer Objektbeziehungen in Richtung spiritueller Wertkonstellationen auf (ebd., S. 171 ff.).

In ihrer relativierten Religionskritik nähert sich die Psychoanalyse – freilich ohne das zu benennen – damit zumindest ein Stückweit der Auffassung der Analytischen Psychologie in der Nachfolge C. G. Jungs an, die die Entwicklung spiritueller Aspekte von jeher unter einer eher ressourcen- und kreativitätstheoretischen Perspektive betrachtet.

6.5.4 Vertrauen am Lebensende

Einfluss von Bindungserfahrungen und Mentalisierungskompetenz

Die Fähigkeit zu vertrauen ist eine früh im Leben erworbene Ressource, die eng mit Bindungserfahrungen und der Ausbildung von Mentalisierungskompetenzen zu tun hat. Insbesondere das sog. epistemische Vertrauen, das den jeweiligen Kontext, in dem man sich befindet, sowie den anderen als sichere Quelle von Informationen zum Gegenstand hat (z. B. Wilson & Sperber, 2012) hat viel zu tun mit der Verlässlichkeit der ersten Bezugspersonen. Sich in die Hände pflegender und sorgender Anderer zu begeben, Kontrolle abzugeben und Autonomie einzubüßen, all das fällt leichter, wenn anderen Menschen ein grundsätzlicher Vertrauensvorschuss gewährt werden kann, wenn sie also nicht primär als Quelle von Versagung oder gar Gefahr, sondern als unterstützend und sicherheitsspendend gesehen werden können. Erikson (1950, in ders. 2020) fasste genau diese Erfahrung der Wechselseitigkeit in dem Begriff des „Ur-Vertrauens“. Der Pflege, der Klinik und den Ärzten grundsätzlich erst einmal zu vertrauen heißt nicht, „vertrauensselig“ alle Kritik fahren zu lassen, heißt aber auf jeden Fall, weniger Angst und Befürchtungen aushalten zu müssen.

Auch wenn dazu noch kaum empirische Studien vorliegen, ist davon auszugehen, dass die durch Mentalisierung vermittelte Fähigkeit zu vertrauen auch auf die Fähigkeit zum Vertrauen an etwas Transzendentes, das eigene Sein Übersteigende, Auswirkungen hat und Einfluss darauf nimmt, ob etwa Spiritualität eine Ressource am Lebensende darstellen kann. Umgekehrt kann das Trauma des Sterbenmüssens eine Infragestellung bisheriger grundsätzlicher Vertrauenskonzepte des Einzelnen bedeuten. Allen (2013) spricht vom „existential-spiritual impact“ (S. 2017) des Traumas, das Desillusionierung, Vertrauensverlust in die Menschen und in die Welt, Zynismus, Bitterkeit, Sinnlosigkeitserleben etc. nach sich bringt. In der psychodynamischen Psychotherapie ist es v. a. die therapeutische Beziehung, die an diesen Verlusten anknüpft, an der sie besonders erfahrbar werden und innerhalb der sie hoffentlich eine Korrektur erfahren können. Dabei spielen die Zuverlässigkeit und die authentische Präsenz eine zentrale Rolle.

7 Psychotherapeutische Methoden

Die therapeutischen Bedürfnisse schwerstkranker Patienten sind vielfältig. Es dürfte in den vorangegangenen Abschnitten bereits deutlich geworden sein, dass ein psychodynamisch ausgerichtetes therapeutisches Arbeiten im Umfeld des Todes nicht primär auf die Anwendung spezifischer Behandlungstechniken, sondern auf die Entwicklung einer, bestimmte Faktoren beinhaltenden, therapeutischen Haltung ausgerichtet ist, aus der sich intuitiv und/oder durch Fachwissen inspiriert, einzelne Interventionen herausbilden. Die im Anschluss aufgeführten psychodynamischen Einzelmethoden sind also nicht im Baukastenprinzip verwendbar, sondern entfalten ihre Wirkung grundsätzlich auf dem Boden der dargestellten Grundhaltung, zu der v.a. der Respekt vor der Opazität des Sterbethemas und die unbedingte Idiosynkrasie, also die Orientierung am jeweiligen Einzelmenschen und seinem höchsteigenen „letzten Weg", gehören.

Dasein und Aushalten

Nicht also die therapeutische Einzelaktion, sondern Dasein und Aushalten sind die Hauptaufgaben auch der psychotherapeutischen Begleiter ganz am Ende des Lebens, optimalerweise eingebettet in eine behütete Allgemeinsituation, die weit über das psychotherapeutische Setting hinausgeht und ein multidisziplinäres Team und/oder Angehörige und Freunde mit einbezieht. Psychotherapie fügt sich ein in eine umfassende „End of Life Care" (EoLC; z.B. Trachsel, 2018).

7.1 Der Umgang mit der Abwehr und die Stärkung des Ich

Unter psychischer Abwehr versteht man psychoanalytisch alle unbewussten intrapsychischen Prozeduren, die Unaushaltbares und nicht Tolerierbares vom Bewusstsein fernhalten und die zugehörige Energie auf Nebengleise zwingen. Während die klassische Psychoanalyse bemüht ist, die Abwehr unter allen Umständen aufzulösen, sind modernere psychodynamische Theorien diesbezüglich flexibler und richten den Umgang mit der Abwehr am vorherrschenden Strukturniveau des Patienten aus. So sind auch am Lebensende Abwehrmechanismen in weiten Bereichen nicht zu pathologisieren, sondern im Gegenteil zu beachten und zu würdigen und nur unter besonderen Umständen durch schwächende Interventionen zu bearbeiten oder gar zu „bekämpfen".

Die Abwehr bei Sterbenden

Der US-amerikanische Psychiater Avery Weisman (1972) legte mit seinen Studien zum sog. „middle knowledge" die bedeutsame Tatsache vor, dass die Abwehrprozeduren Sterbender komplexer sind, als wir dies aus den herkömmlichen psychoanalytischen Theorien kennen. Nicht selten nämlich gibt es eine Gleichzeitigkeit zwischen Abwehr und Realisation (etwa des baldigen Sterbenmüssens), was durchaus als eine Sonderform der von der Selbstpsychologie beschriebenen „vertikalen Spaltung" gelten kann. Kohut (1971) beschreibt diese zwar primär im Rahmen seiner Narzissmustheorie, weiter gefasst könnte dieser Begriff aber auch grundlegend für Phänomene gelten, bei denen Selbstanteile nicht ins Unbewusste verdrängt werden, sondern nebeneinander existieren. Sie sind zeitweise zwar voneinander dissoziiert, aber bestimmen temporär immer wieder die Selbst- und Weltsicht des Menschen. Vor allem aber zeigen diese Phänomene, dass in Todesnähe durchaus mit einer Erhöhung von Ambivalenztoleranz zu rechnen ist (vgl. Abschnitt 5.2.1).

Wir haben bereits gesehen, dass die Konfrontation mit dem Sterbenmüssen quasi zwangsläufig regressive Mechanismen in Gang setzt. Ich-stabilisierende Maßnahmen sowie abwehrstärkende Prozeduren sind daher nicht selten das Gebot der Stunde. Zahlreiche Autoren haben sich, meist allerdings unter dem Vorzeichen des Pathologischen, mit den Möglichkeiten der Abwehr des Todesschreckens befasst. Yalom (2008) etwa beschreibt sehr konkret das Motiv, zu Abwehrzwecken Kinder zu bekommen oder eine Religion auszuüben. Auf der psychodynamischen Ebene beobachtet er die Ausbildung von Allmachtsvorstellungen eigener Besonderheit und Grandiosität sowie die Suche nach einem magisch wirkenden letztendlichen Retter (Yalom, 2000).

Abwehrmechanismen

Abwehrmechanismen mit Bezug zu Lebensende und Tod

- Sublimierung (Kunst-, Wissenschaft- und Kulturschaffen, Texte verfassen ...)
- Idealisierung (Festlegung auf einen [para-]medizinischen Retter)
- Altruismus (auf den ersten Blick uneigennütziges Handeln, z. B. Spenden und Ehrenamt)

- Generativität (Schaffung von etwas Bleibendem, in dem ein Teil des Ich weiter existiert)
- Hedonismus (bewusstes Aufsuchen von Spaßkultur)
- Vergemeinschaftung (suche nach Gruppenzugehörigkeit etwa derjenigen, die ebenfalls betroffen sind oder auch einer idealisierten Gruppe, deren Mitgliedschaft ein fantasiertes „Weiterleben" im Kollektiv ermöglicht)
- Rationalisierung (suche nach wissenschaftlichen Fakten)
- Intellektualisieren (Durcharbeiten philosophischer Werke zum Tod)
- Projektion (Entwicklung oder Übernahme einfacher religiöser Glaubenskomponenten)
- Aggression (als genereller Mechanismus zur Stabilisierung der Ich-Kohärenz durch Abgrenzung)

Diese Abwehrmuster können in einem ressourcenorientierten Ansatz auch als Wege des Selbst verstanden werden, den eigentlich unaushaltbaren Schrecken der Todesnähe ertragbar zu machen. Als solche sind sie und ihre Entwicklung Gegenstand würdigender und Ich-stützender therapeutischer Arbeit. Zur Stärkung des Ich gehört zudem die Arbeit am Realen. Informationsvermittlung bzw. der konkrete Umgang mit einer möglichen Informationsflut ist hier zu nennen.

Stärkung des Ich

Viele Menschen wünschen sich eine ungefähre Einschätzung ihrer verbleibenden Lebensspanne von einem Experten. Sie fühlen sich sicherer, wenn eine gute Palliativversorgung gewährleistet ist, die ihnen Schmerzfreiheit, ein Maximum an Autonomie (z. B. Selbstgabe schmerzstillender Medikamente) und Selbstbestimmung (Wer besucht mich? Wo will ich sein?) gewährleistet. Schon vor Beginn einer Psychotherapie sollten diese äußeren Faktoren abgeklärt und dem Patienten Hilfemöglichkeiten bei ihrer Umsetzung genannt und eventuell auch vermittelt werden. Die Aufgabe psychodynamischer Psychotherapie ist es dabei meist nicht, diese Informationen zu vermitteln, sondern den Patienten in die Lage zu versetzen bzw. dabei zu unterstützen, an die für ihn bedeutsamen Informationen heranzukommen, den Wunsch nach diesen und auch deren Bedeutung zu verstehen und einzuordnen.

Die Beurteilung, ob die zu findenden bewusstseinsnahen Bewältigungsmöglichkeiten bzw. die vorherrschenden Abwehrmechanismen funktional oder dysfunktional einzuschätzen sind, muss von Fall zu Fall und oft sogar von Situation zu Situation entschieden werden. Nicht selten ist das, was kurzfristig Linderung und Erleichterung bringt, längerfristig schädlich und umgekehrt (vgl. Söllner, 2018a).

7.2 Präsenz und Zeugenschaft

Die therapeutische Arbeit mit Menschen am Lebensende ist, viel mehr als dies in der psychodynamischen Routine schon der Fall ist, aus einer abwartenden Haltung des Nichtwissens und des (zumindest zunächst) Nichteingreifens heraus zu vollziehen. Kognitive Erkenntnisse und Einsichten treten zurück zugunsten von Erleben im Hier und Jetzt und von Prozessen der Neubewertung des Erfahrenen und der Ausrichtung nach vorne. Deshalb und auch wegen der bereits dargestellten Beeinträchtigung der Ich-Funktionen vieler schwerstkranker Menschen sind die Aspekte Präsenz und Zeugenschaft von herausragendem Wert.

Präsenz Mit Präsenz ist genau dieses Abwartend-Zögerliche gemeint, das „demütig" anerkennt, dass wir die Perspektive der Todesnähe nicht einnehmen und wohl auch nicht wirklich einfühlen können und wir deshalb und wegen der Opazität des Todes selber nicht den Standpunkt von Wissenden einnehmen können. Präsenz meint auch eine wache, aufmerksame Wahrnehmung des Hier und Jetzt der Beziehung, der Situation und des eigenen Inneren (und seiner Emotionen und Bilder). Sie erfordert, „ein feines Ohr für den anderen zu haben" (Küchenhoff, 2017, S. 96) und verlangt eine umfassende Achtsamkeit, in der Kognition, Emotion und Intuition mit dem direkten sinnlichen Erfahren des Augenblicks zusammenkommen. Von außen erscheint Präsenz zunächst als reine, oft stille Anwesenheit, denn „nichtsprachliche Formen des Dableibens" (Koch & Schmeling, 1982, S. 55) und des Aushaltens treten nun in den Vordergrund. Sie fühlt sich für alle Beteiligten jedoch völlig anders an. Eine bloße Konzentration auf den eigenen Atem oder den des Sterbenden ist hier bisweilen schon ausreichend.

Präsenz ist erkenntnistheoretisch eine radikal phänomenologische Haltung. Sie erinnert an Freuds „gleichschwebende Aufmerksamkeit" und die heute in Bindungstheorie und Sozialpsychologie diskutierte Resonanz. Das Bemühen um Präsenz führt zwangsläufig zu einer Beruhigung der interpersonellen, hoffentlich auch intrapsychischen, Situation der Beteiligten, zu einer Entschleunigung und der Schaffung einer offenen Atmosphäre.

Zeugenschaft Zur Präsenz gesellt sich die Fähigkeit des Bezeugens. In der Psychoanalyse ist die therapeutische Aufgabe der Zeugenschaft erst in jüngerer Zeit systematisch herausgearbeitet worden (z. B. Benjamin, 2019). Zeugen sind Wahrnehmende, die sich eines eigenen Urteils enthalten und die auch nach einem Geschehen in der Lage sind, Zeugnis zu geben von dem Erlebten, es zu bestätigen, ja zu beglaubigen. Dadurch wird aus der Zeugenschaft auch eine Validierung (lat. *valeo*: kräftig sein, *valere*: einen Wert besitzen) also die Möglichkeit, das Erlebte zu bekräftigen, ihm Erlebten einen realen Wert, eine wirkliche Bedeutung und u. U. auch überhaupt eine Realität zuzuweisen.

Präsenz und Zeugenschaft sind nur vordergründig passive Geschehnisse. Sie erinnern einmal mehr an das chinesisch-daoistische *wu-wei*, das „aktive Nichthandeln". Es geht um einen bewussten Verzicht auf eine Intervention zugunsten des reinen, absichtslosen und aufmerksamen Daseins und ähnelt manchen mediativen Techniken.

7.3 Bindungsorientierung

In Abschnitt 6.3.2 wurde bereits dargestellt, dass in der regressiven Zeit des Sterbens alte Bindungsmuster reaktualisiert werden, und auch die Bedeutung von Präsenz und Zeugenschaft verweist auf das große Gewicht, das einem bindungstheoretischen Verständnis im psychotherapeutischen Arbeiten am Lebensende zukommt. Daraus ergibt sich für die praktische therapeutische Intervention im Umkehrschluss, dass Konzepte der Bindungstheorie sich besonders eignen, um angemessen auf die basalen psychologischen Bedürfnisse sterbender Patienten zu reagieren.

Optimalerweise stellt die therapeutische Beziehung ein sicheres Bindungsmuster her. Um dies zu gewährleisten, spielen die vorherrschenden Bindungsstile von Patient *und* Therapeut und deren Zusammenspiel eine Rolle (Strauß, 2014). In erster Linie wurden hierbei die komplexen Konzepte der „secure base" und der „Feinfühligkeit" im palliativen Kontext herausgehoben (Petersen & Hloucal, 2014). Sie beziehen sich zusammengefasst auf eine dem „erfühlten" vorherrschenden Bindungsstil des Patienten antwortende Therapiebeziehung. Es handelt sich dabei um eine stark auf Intuition vertrauende und aufseiten des Therapeuten eine gesunde Mentalisierungsfähigkeit (als Mischkonzept zwischen der Fähigkeit zu Metakognition und Empathie) voraussetzende, unmittelbare „Antwortbeziehung" auf die regressiven (Bindungs-)Bedürfnisse des Patienten. Verwandt sind Begriffe wie Sensitivität, Responsivität und auch das ebenfalls zunächst entwicklungspsychologisch formulierte Konzept des „affect-attunements", der emotionalen Einstimmung, wie es von Daniel Stern in den 80er Jahren des letzten Jahrhunderts konzipiert und weiterentwickelt wurde (z.B. Stern et al., 1985). Sie weist Ähnlichkeiten mit der Empathie auf, ist ihr gegenüber aber reziprok verstanden und weitaus weniger auf der bewussten Ebene anzusiedeln: „Affect attunement is a term to elucidate the sharing of inner feelings states. In such a sharing there is a matching going on, a cross-modal way of relating" (Trondalen & Skarderud, 2007, S. 100). Dabei geht es nicht in erster Linie um kognitive Faktoren, sondern um die Fähigkeit, sich in einen „empfangenden" Grundzustand zu versetzen, der die Bedürfnislage des Gegenübers zu erfassen imstande ist. Diese nötige affektive Verfügbarkeit und Offenheit setzt eine Gegenübertragungsgestimmt-

Secure base und Feinfühligkeit

Mentalisierung

heit voraus, die in Abschnitt 6.4.2 mit Bions Reverie und „without memory, desire or understanding“ beschrieben wurden.

7.4 Die Arbeit mit dem inneren Bild

Psychodynamische Therapie ist durch ihre Ausrichtung auf das Unbewusste per se eine Arbeit am Negativen, am Abwesenden, Unverfügbaren, und eignet sich daher besonders für die therapeutische Begegnung mit Sterbenden. Auch der Tod und der Schrecken des Sterbenmüssens sind unverfügbar und entziehen sich sogar weitgehend der sprachlichen Symbolisierung durch den Menschen, der, „auch wenn er bewusst nur eine ganz naturalistische Vorstellung vom Tod als Ende hat, den Tod nicht denken kann, ohne ihn gleichzeitig in dem hier gezeigten Sinne in bildhafte Vorstellungen einzukleiden“ (Rhode-Dachser, 2021, S. 99). Durch diese Relativierung des Begrifflich-Kognitiven (Sprachlichen) gewinnen andere therapeutische Instrumente besonders an Bedeutung (vgl. Kasten).

Therapeutische Instrumente für die Arbeit am inneren Bild

- das Bild
- das Zeichen
- das Symbol
- die Leiblichkeit (Empfinden und körperliches Erleben)
- die Szene bzw. die Übertragungs-Gegenübertragungs-Konstellation (vgl. Kap. 6.4.1)

Bildhaftes Erleben am Lebensende

Es gibt eine in empirischen Untersuchungen „vielfach beobachtete Steigerung bildhaften Erlebens in Todesnähe“ (Peng-Keller, 2017a, S. 10), denn „in Todesnähe tritt hervor, was zu den Kennzeichen menschlichen Lebens überhaupt gehört: dass unser Sprechen, Denken, Erleben imaginativ durchformt ist“ (ebd. S. 11).

Rezeptive Kunsttherapie

Die Interventionen einer psychodynamischen Therapie am Lebensende sind daher unbedingt durch Methoden mit oder am inneren Bild zu ergänzen. Dabei kann entweder angeknüpft werden am ohnehin vorhandenen Bilderleben in Todesnähe (Sterbezimmervisionen etc.) oder es können dem Patienten aktiv Angebote gemacht werden, mit oder am Bild zu arbeiten. Dabei sind v. a. Elemente einer sog. *rezeptiven Kunsttherapie* (z. B. Leuteritz, 1993; Petzold, 1999) zu empfehlen, die nicht zwingend eine künstlerische oder kunsttherapeutische Ausbildung erfordern. Die rezeptive Kunsttherapie weist, ausgehend von den Erkenntnissen der philosophischen Rezeptionsästhetik, auf die Wirkung des Bildes auf den Betrachter durch den Akt des Betrachtens hin, sodass ein dialogisches Verhältnis zwischen dem, der ein Bild aufmerksam in den Blick nimmt, und dem Bild selbst entsteht (sicher gilt dies auch für die Musik und den Hörenden). Tiefenpsychologisch wäre dem das Angebot des Kunstwerks zur Projektion sowie zur Amplifikation (vgl. Kap 7.6) hinzuzufügen. In allen diesen Fällen entsteht ein Resonanzverhältnis durch die Betrachtung. Die betrachteten Werke können zudem zu Übergangsobjekten und Anregungen zur Sinnkonstruktion werden. Sie drücken Unsagbares aus und machen es dadurch erträglich und kommunizierbar.

Während die Psychoanalyse in der Tradition Freuds bis heute der Sprache den Vorzug gibt, ist die Analytische Psychologie seit ihrem Begründer C. G. Jung eine Bilderpsychologie, denn „wir leben unmittelbar nur in der Bilderwelt", so C. G. Jung (1926/1995, § 624). Daraus ergibt sich für ihn auch die unmittelbare Notwendigkeit, am und im inneren Bild zu arbeiten, und die von ihm konzipierte Methode der aktiven Imagination stellt dafür quasi die Urform dar (Dorst & Vogel, 2014). Imaginatives Arbeiten wird in den letzten Jahrzehnten auch zunehmend Teil psychodynamischer Therapiekonzepte. Ausgehend von der Traumarbeit Freuds und der aktiven Imagination Jungs bilden sich mehr und mehr Spezifikationen der Arbeit mit den inneren Bildern unserer Patienten heraus, die, übertragungs-gegenübertragungs-reflektiert ihren Platz in mannigfaltigen psychodynamischen Prozessen finden können. Reddemann (2017) stellt dar, wie Aspekte der von ihr entwickelten Psychodynamisch-Imaginativen Traumatherapie Anwendung in der Arbeit mit Sterbenden finden können. Neben der in diesem Verfahren geltenden Grundhaltung (Mitgefühl, Würdeorientierung, Respekt etc.) hebt sie, gestützt auf eine empirische Studie (Kindermann, 2012) drei imaginative Techniken besonders hervor: Zunächst die „Imaginationen eines guten, sicheren Orts", individuell herausentwickelt aus dem Narrativ der Patienten, und als weitere Imagination „Gepäck ablegen", ebenfalls ausgerichtet auf die individuelle Lebenserzählung. Als drittes schlägt sie, „wenn die Patienten sich bereitfinden", vor, „dass die Person jetzt ‚jüngere Ichs' tröstet, die in der jüngsten Vergangenheit Schweres durchgemacht haben, zum Beispiel die Diagnose erhalten haben, eine schwierige Behandlungssituation ertragen mussten etc." (Reddemann, 2017, S. 307 f.).

Imaginatives Arbeiten

Für die psychotherapeutische Arbeit ist von Bedeutung, dass das spontane Bilderleben am Lebensende (Peng-Keller, 2017b) von vielen Menschen aus Scham oder aus Angst, als psychisch krank abgestempelt zu werden, verheimlicht wird. Psychotherapeutische Aufgabe ist es, den Patienten zu ermöglichen, diese Bilder kommunizieren und mit ihnen entweder als Ressourcen per se oder als Ausgangspunkte für imaginative Therapiemethoden nutzen zu können.

Während die psychoanalytische Literatur Bilder des Übergangs oder des Fortlebens im Jenseits nicht selten als regressiv und abwehrdurchtränkt deutet und „Unsterblichkeitsfantasien" versteht als „Identifikation mit einer idealisierten Mutter, von der unbewusst sicher ist, dass sie dem Kind auch im Tod noch schützend zur Seite steht und es nach dem Tod liebevoll wieder zu sich ‚aufnimmt' in ihren Schoß" (Rhode-Dachser, 2021, S. 38), argumentiert C. G. Jung für „hilfreiche und bereichernde Bilder vom Leben im Totenland" (Jung, 2009, S. 334). Er ist damit im Einklang mit der modernen empirischen Thanatopsychologie. So fanden z. B. Levy et al. (2020) in einer Kontrollgruppenstudie einen deutlichen Zusammenhang zwischen Lebensendträumen und -visionen und Faktoren des posttraumatischen Wachstums, wie z. B. *personal strength* oder *spiritual change*.

7.5 Traumarbeit

Das unbewusste Nachtleben und der Tod sind seit mythologischen Zeiten verschwistert. Die antiken Mythen von Hypnos, dem Gott des Schlafes als kleiner Bruder von Thanatos, zeugen ebenso davon wie die in vielen religiösen Traditionen zu findenden Vorstellungen, im Traum könnte die Grenze zum Jenseits durchlässiger werden, wir könnten einen Blick „hinüber" erhaschen oder Verstorbene könnten Kontakt zu uns aufnehmen. Auch die bis heute vielfach berichteten sog. „Wahrträume", in denen der Tod anderer oder das eigene Sterben antizipiert oder abgebildet werden, und dies dann genauso eintritt, sind Reminiszenzen dieser gefühlten Nähe. Empirisch sind in ca. 30 % der Träume Todesangst-Themen zu finden (Yalom, 2000). Freud bewertete die Todesmotive im Traum primär als fantasierte Erfüllungen von Todeswünschen. Im Gegensatz dazu verfolgt die Analytische Psychologie eine phänomenologische Sichtweise, anhand derer der Traum „einfach unbewusst-psychische Tatbestände abbildet so wie sie sind, ..., was psychisch real ist" (Franz, 1980, S. 135).

Studien zu Träumen am Lebensende

Wie aber nun sieht es tatsächlich mit den Träumen von Menschen am Lebensende aus? Methodisch haben wir uns hier fast ausschließlich auf Fallberichte und Einzelfallstudien oder unsystematische Sammlungen zu beziehen. Eine Ausnahme bilden die umfassenden Studien des New Yorker Neurowissenschaftlers und Hospizmediziners Christopher Kerr, der mit seiner Arbeitsgruppe 2014 eine umfangreiche qualitativ-quantitative Langzeitstudie vorlegte (Kerr et al., 2014), die allerdings, wohl wegen der aus ihr abgeleiteten und sehr weitgehenden spirituellen Folgerungen, nur wenig Rezeption fand.

Schon 1984 veröffentlichte die wichtigste Schülerin C. G. Jungs, Marie-Luise von Franz, ihre Studie über Traum und Tod (Franz, 2001). Träume bringen das Todesthema in die Bildsprache des Übergangs. Ihre Schweizer Kollegin Frey-John ergänzt ihre Beobachtungen einer Art Vorbereitung auf den Tod durch den Traum in Motiven der Hierosgamos (Todeshochzeit) und der Wandlung in Träumen Sterbender. In einer die Archetypentheorie nutzenden Sicht könnten die Motive etwa auch von Reise und Übergang als archetypische Grundstrukturen betrachtet werden. Sie „begleiten fast regelmäßig den Sterbevorgang in die Seelentiefe“ (v. Franz et al., 1994, S. 9). Träume Sterbender unterscheiden sich nur durch Nuancierung und Bildreichtum von den Nahtod-Erfahrungen.

Diese frühen jungianischen Pionierarbeiten finden Bestätigung durch die wenigen diese Themen aufgreifenden empirischen Untersuchungen. Die amerikanische Wissenschaftlerin und Jung'sche Analytikerin Monika Relph-Wikman (1994) etwa konnte in einem Kontrollgruppendesign nachweisen, dass bei Menschen am Lebensende („reduced life expectancy“, ebd., S. 5) eine deutliche Erhöhung von Träumen mit archetypischen Inhalten festzustellen ist. So finden sich z. B. häufig Träume von Reisen oder Reisevorbereitungen (Nosek et al., 2015).

Positive Trauminhalte als Ressourcen

Träume am Lebensende werden nicht selten als besonders wirklichkeitsnah und vom Wachleben kaum zu unterscheiden erlebt. Wenn sie positiven Inhalts sind, können sie als Ressourcen für Entängstigung und Trost dienen. Je näher die Sterbenden dem Todeszeitpunkt kommen, umso tröstender sind neuen Studien zufolge oft die Träume (Grant et al., 2014). Negative Trauminhalte können hingegen als eine Indikation für ein psychotherapeutisches Gesprächsangebot angesehen werden. Aus ihnen können oft ohne jegliche Deutung tiefsitzende Ängste herausgearbeitet werden. Sie können nicht selten ebenfalls von den Patienten umgedeutet und als Quellen einer Weiterentwicklung auch in Todesnähe nutzbar gemacht werden. Darüber hinaus sind Träume in Todesnähe auch Brücken zu spirituellen Welt- und Selbstdeutungen (Peng-Keller, 2017b).

Negative Trauminhalte als Indikation für therapeutische Gespräche

Visionen

In die Nähe von Träumen gehören auch visionäre Erfahrungen, z. B. sog. Sterbezimmervisionen. Bei diesen „spontanen inneren Bilder[n], die dem Tode nahe Menschen häufig haben, treten unbekannte Personen, Schattenwesen oder auch bekannte Verstorbene auf, um die innere Führung zu übernehmen“ (Vogel, 2015b, S. 56). Bisweilen werden die Bilder temporär auch projiziert und im Raum wahrgenommen. Im Gegensatz zu Nahtoderfahrungen bezieht sich dieser Terminus ausschließlich auf Menschen, die tatsächlich im Sterbeprozess sind und in absehbarer Zeit nach diesen Bilderlebnissen dann auch versterben.

Lebensenderfahrungen

Im Sterbeprozess sind nicht selten Träume und Visionen kaum mehr zu unterscheiden und werden in der Wissenschaft unter dem Begriff der „Lebensenderfahrungen“ zusammengefasst. Visionen werden dabei oft als

„wirklicher“ empfunden sowie leichter und detailreicher erinnert als Träume. Inhaltlich dominieren Träume von wichtigen Beziehungspersonen und Tieren, lebenden wie bereits verstorbenen. Die Träume von Verstorbenen wurden allerdings als deutlich angenehmer empfunden, diese Art von Träumen nahm im Verlauf des Sterbeprozesses auch zu und löste intensive Gefühle von Verbundenheit aus (Kerr et al., 2014). Träume wirken häufig der Angst vor der Auslöschung, dem totalen Verlust und dem Nichts entgegen.

Die Träume der Sterbenden konnten aber auch (in statistisch deutlich geringerem Ausmaß) verstörend und ängstigend sein und auf schwierige lebensgeschichtliche Erfahrungen verweisen (Levy et al., 2020). Nicht selten wurden solche biografischen Sequenzen (im Jungianischen als Komplexepisoden bezeichnet) früher oder später mit einem alternativen, meist versöhnlicherem und wohltuendem Ausgang versehen.

Oneiroide Erfahrungen

Die sog. oneiroiden Erfahrungen sind traumähnliche und oft sehr verstörende Erlebnisse von komatösen Patienten. Sie einzuordnen und mit der Wirklichkeit in Beziehung zu setzen, ist ebenfalls ein Gebiet der Psychotherapie. Wie die sog. Nahtoderfahrungen sind sie jedoch nicht mit dem tatsächlichen Sterben assoziiert, sondern entstehen in zwar u.U. lebensbedrohlichen, aber eben nicht tatsächlich zum Tod führenden Situationen.

Herangehensweisen in der therapeutischen Arbeit mit Träumen am Lebensende

Schon mehrmals wurde darauf hingewiesen, dass die idiosynkratische Haltung, die radikale Orientierung am Einzelnen, als ein zentrales Kriterium der therapeutischen Arbeit mit Sterbenden zu gelten hat. Dies gilt auch, und vielleicht in erster Linie, für die Arbeit mit Träumen, die u.a. wegen ihrer konzeptionellen Heterogenität zu einer Vielzahl an Verstehens- und damit Deutungsweisen einlädt. Im Gegensatz dazu weisen fundierte Studienergebnisse (z.B. Fenwick & Brayne, 2010) darauf hin, dass die heilsame Wirkung (Sinngebung, Beruhigung, Akzeptanz etc.) der Träume und Visionen am Lebensende nicht in deren kognitiver Verstehbarkeit, sondern in ihren Bildern selbst liegt. Peng-Keller (2017b) bezeichnet aus forscherischer Perspektive Visionen und Träume als „ungesättigte Gebilde“ (S. 33), sie drängen quasi aus sich heraus auf Weiterentwicklung (vgl. das Finalitätsdenken der Analytischen Psychologie; vgl. Kap. 3.3).

Deutung

Bekanntlich finden wir in der psychodynamischen Theorie zwei klassische Formen der Deutung: Subjektstufig werden die Traumelemente als Teile des Selbst des Träumers betrachtet bzw. stellen den Zustand des Selbst dar. Objektstufig gesehen repräsentieren die Traumfiguren reale, lebende Menschen (Objektrepräsentanzen) oder sind Repräsentanten

Verstorbener oder Anteile derselben. Die Analytische Psychologie fügt eine archetypische Sichtweise hinzu, nach der sich in den erzählten Träumen auch archeytpisches, also menschheitszugehöriges Bildmaterial auffinden lässt, das nicht in der Biografie des Einzelnen begründet ist.

Eine moderne Traumarbeit nutzt diese drei Herangehensweisen als Heuristiken, um, zusammen mit dem Patienten, in einem intersubjektiven und ko-konstruktiven Prozess Ideen zum berichteten Traum zu entwickeln, die dem Anliegen des Patienten nützlich sind. Eine so erarbeitete Traumdeutung hat also keinen objektiven Wahrheitsanspruch, sondern findet ihre Berechtigung als Zugangsweg des Patienten zu verborgenen Selbstanteilen. Neben diesen psychologischen Ansätzen ist immer auch zu berücksichtigen, dass viele Menschen am Lebensende auch religiöse Deutungsmuster aufgreifen, den Traum also als Stimme Gottes oder als Botschaft aus dem Jenseits verstehen. Auch hier geht es nicht darum, diese subjektiven Ansichten zu deuten, sondern sie auf ihre Funktionalität für die Auseinandersetzung des Patienten mit seinem Lebensende zu nutzen.

7.6 Amplifikation

Die von C. G. Jung für die psychotherapeutische Praxis konzipierte Methode der Amplifikation trägt der Opazität des Todesthemas ebenso Rechnung wie der „symbolischen Kommunikation“ der Sterbenden und dem sich daraus ergebenden Erfordernis, „sich in ebenso kreativer Weise auf Bild- und Sprachempfindungen einzulassen“ (Peng-Keller, 2017a, S. 3). Sie gehört in die Nähe der in Kapitel 6.1 beschriebenen symbolisierenden Einstellung.

Schon in seinen Fordham-Vorlesungen 1912 in New York wies Jung auf die Möglichkeiten einer vergleichenden Verwendung kulturellen Materials in psychologischen Zusammenhängen hin. Später nannte er diese Methode dann Amplifikation (lat. *amplificare*: erweitern, vergrößern, anreichern) und meinte damit die Vorgehensweise, zur Annäherung an Äußerungen des Unbewussten historische, archäologische und kulturelle Analogien, also quasi „Menschheitsassoziationen“ (Franz, 1980, S. 137), heranzuziehen. Nachdem Jung das Verfahren zunächst als Suche nach historischen Parallelen zwischen Trauminhalt und Kulturerzeugnissen im Rahmen der Arbeit mit Träumen beschrieb (Jung, 1913/1995, § 331) und v. a. auf Sagen, Märchen und Mythen bezog, lässt sich amplifikatorisches Arbeiten auch unter Nutzung jeglicher Form von Kunst (bildende Kunst, Lyrik und Prosa,

Theater, Film Musik etc.) immer dann anwenden, wenn der rein sprachliche Ausdruck als ungenügend erscheint.

Amplifikatorisches Arbeiten ist zunächst die Aufgabe des Therapeuten, während Freuds Methode der freien Assoziation den Patienten aufgetragen wurde. Trotzdem kommt es im therapeutischen Prozess nicht selten zur „Übernahme" der Methode durch die Patienten und sie gehen von sich aus auf die Suche nach kulturellen Äußerungen im Umfeld nach nicht oder nur teilweise kognitiv-sprachlich erreichbaren Erlebnissen und Zuständen, wie sie ja gerade im Umfeld von Tod und Sterben gängig sind. Bezüglich des Todesthemas gibt es in direkter Annäherung zahlreiche Märchen in sämtlichen Kulturen der Welt, und gute entsprechende Märchensammlungen liegen vor (vgl. z. B. Früh, 2018). Noch ergiebiger ist die Situation bei den Mythen, wo Jenseits- und Übergangmythen sowohl wissenschaftlich aufgearbeitet als auch rein deskriptiv gesammelt und z. T. schön bebildert zur Verfügung stehen (vgl. u. a. Barloewen, 1996; Steinwede & Först, 2005). Amplifikation ist die sanfte Methode des Therapeuten, zu versuchen, stellvertretend für den Patienten „zu erkennen, was denn sein Tod sein könnte" (Küchenhoff, 2017, S. 94).

Nutzung von Märchen und Mythen

Das amplifizierte Material wird dabei im therapeutischen Arbeiten nicht in erster Linie gedeutet, sondern lediglich zur Verfügung gestellt und genau betrachtet. Amplifikation setzt also voraus

Voraussetzungen für Amplifikation

- Einfühlung und stellvertretende Introspektion,
- ein Interesse an und eine gewisse Sammlung von amplifizierbarem Material,
- die Fähigkeit, diese beiden zur richtigen Zeit zusammenzubringen,
- die Fähigkeit, das Ergebnis dieses Prozesses dem Patienten angemessen zu vermitteln,
- die Fähigkeit, die Voraussetzungen (Bildung, Interesse, Gewohnheiten etc.) des Patienten voll mit einzubeziehen (Vogel, 2021).

Um amplifikatorisch arbeiten zu können, braucht es einen „atmosphärischen Raum, in dem die Menschen ... sich mit ihren Bildern und Vorstellungen einfinden können." Und es ist von Bedeutung, „ihnen die Geborgenheit und Ruhe zu vermitteln, damit sie in die Welt ihrer Bilder eintauchen können" (Peng-Keller, 2017b, S. 130).

7.7 Der Blick zurück und der Blick nach vorne

Der Titel dieses Abschnitts macht bereits die besondere Zeitperspektive psychodynamischen Arbeitens mit Sterbenden deutlich als eine „therapeutische Arbeit am Verhältnis von Vergangenheit und Gegenwart" (Küchenhoff, 2017, S. 88), etwa der therapeutischen Beziehung, und paradoxerweise auch Ausrichtung auf die Zukunft. Psychodynamische Therapie am Lebensende ist dabei zunächst oft zu konzipieren als „Lebensrückblickstherapie“.

Lebensrückblickstherapie

Zu den fast regelhaft zu beobachtenden Bedürfnissen und Aktionen von Menschen am Lebensende gehört der Rückblick auf das gelebte Leben. Er läuft bisweilen unwillkürlich und automatisch als Folge der Konfrontation mit dem bevorstehenden Tod ab. Aktiv wird mit einer mehrfachen Intention noch einmal erinnert. Zum einen werden die guten Zeiten, oftmals sehr plastisch als innere Bilder, aufgerufen und wollen noch einmal mit den dazugehörigen positiven Emotionen durchlebt werden. Lebensrückblicke Sterbender zeigen auch weniger biografische Brüche und Schwierigkeiten auf, sondern scheinen sich eher und mehr auf das Positive auszurichten. Die praktische Aufgabe der Therapeuten ist es dabei zunächst nur, interessiert und einfühlend dem Geschilderten zu folgen und höchstens, wenn nötig, erzählgenerierende Kurzinterventionen („Und wie ging’s dann weiter?“) oder lückenfüllende Nachfragen zu tätigen. Unter Umständen kann auch auf den Entscheidungscharakter vor einer Lebensabzweigung hingewiesen werden, was das Gefühl des selbstgemachten, authentischen Lebens zu stärken vermag. Dabei wird nicht primär versucht, zu verstehen oder gar zu deuten, sondern vielmehr spielt das in Kapitel 7.2 benannte „Bezeugen“ die zentrale Rolle.

Aktives Erinnern

Wegen der bereits beschriebenen häufigen Bewussteinseinschränkung in der Sterbephase ist zu empfehlen, eine Lebensrückblickintervention möglichst frühzeitig im therapeutischen Prozess anzubieten. Allerdings gibt es auch Berichte einer sog. „terminalen Luzidität“ (Peng-Keller, 2017b, S. 14), die noch nah am Todeszeitpunkt Erzählungen möglich macht. Psychodynamische Therapieansätze stehen dabei in einer mehrfachen Verbindung zu den modernen Konzepten einer Lebensrückblickstherapie, wie sie zunächst v.a. für die Behandlung älterer Menschen entwickelt sowie inzwischen gut etabliert und im Rahmen von sog. „narrativen“ Therapieansätzen weiterentwickelt wurde.

Die Arbeit mit dem Lebensrückblick kann heuristisch auf die in Kapitel 3.3 angeführten Individuationsaufgaben des Sterbenden rekurrieren. Die Relativierung der Persona etwa meint dann die wertschätzende Zurkenntnisnahme des gelebten „äußeren Lebens“ in Familie, Beruf und Gesellschaft und ermöglicht oft erst dadurch ein wirkliches Los- und Zurücklassen. Die „Integration“ des Schattens als Anerkennung, Betrauerung und persönliche Einordnung des ungelebten Lebens gehört ebenfalls hierher. Es geht um den Blick auf die verpassten Chancen und vertanen Möglichkeiten oder aber auch nur ausgelassenen Optionen, weil man sich für eine andere

Lebensrückblickintervention

Lebensrichtung entschieden hat. Hier kommt es zu Gefühlen des Bedauerns mit der Notwendigkeit von Trauer, Akzeptanz (Kübler-Ross: „Zustimmung"), Hadern oder Sich-selbst-und-anderen-Verzeihen. Die Arbeit am erzählten Schatten kann auch als Versuch gewertet werden, dem bisher „Unrepräsentierbaren und Unerzählbaren eine Stimme oder eine Geschichte zu geben" (Küchenhoff, 2017, S. 97).

Auch die Bewusstmachung der Generativität, des eigenen Welleneffekts gehört hierher. Gemeint sind konzentrische Kreise des Einflusses auf das Leben anderer durch die eigene Präsenz, die sich, wie wenn ein Stein ins Wasser geworfen wird, weiter verbreiten. Die Vorstellung, so Yalom, „dass wir etwas von uns selbst, sogar jenseits unseres Wissens, hinterlassen können, bietet für jene eine durchschlagende Antwort, die behaupten, die eigene Endlichkeit und Vergänglichkeit ziehe unausweichlich Sinnlosigkeit nach sich" (2008, S. 86). Diese Idee kommt nahe an die psychodynamische Zielsetzung der Entwicklung eines Internalisierungsbewusstseins: „Was von mir lebt in anderen weiter?" Dies kann dann in psychotherapeutischen Gesprächen genau ausformuliert und fantasiert werden.

Erinnerungsarbeit ist auch Arbeit am Narrativ. „Die Menschen, das sind ihre Geschichten; darum ist das Erzählen von Geschichten unvermeidlich. ... *narrare necesse est*" (Erzählen ist notwendig, Anm. d. Verf.; Marquard, 2007, S. 56). Das Narrativ vermag Sinn zu (re-)konstruieren. Durch eine Aufmerksamkeitslenkung auf die im narrativen Material zu entdeckenden Hinweise auf positive Objektrepräsentanzen, die im Sterbeprozess eine besonders wichtige Bedeutung erhalten, wird oft eine beruhigende Wirkung erzielt.

Grundregeln für die Arbeit mit dem rückblickenden Narrativ und dem Todesthema (Vogel, 2021, S. 154)

- Der Patient bestimmt Tempo und Inhalt.
- Aufgabe des Therapeuten ist,
  - mit Interesse und Respekt die Erzählung zu begleiten,
  - die Erzähllücken vorsichtig nachzufragen.
- Die vom Patienten geschilderten Lebensbewältigungsressourcen werden aktiv aufgenommen und verbal unterstrichen.
- Es ist zu empfehlen,
  - nicht von sich aus bei einem Thema verweilen,
  - nur grobe zeitliche Vorgaben über die Dauer der Erzählung zu machen und den Ablauf nicht zu sehr vorzustrukturieren (wie dies in manchen verhaltenstherapeutischen Ansätzen der Fall ist),
  - durch keine spezifischen Interventionen die Erzählung zu unterbrechen,

- am Ende der Stunde zusammenzufassen, was der Therapeut verstanden hat.
- Gegenstände oder Bilder aus früheren Zeiten können vom Patienten mitgebracht werden.
- Patienten können ermuntert werden, ihre Lebensgeschichte aufzuschreiben. Der Therapeut liest sie dann in der Therapiestunde laut vor und bittet den Patienten, zu ergänzen oder Stellung zu nehmen.

Zum einen stellt die psychodynamische Therapie durch ihren auf die Biografie orientierten Ansatz und das Ziel des verbesserten Selbstverstehens über das Verständnis der Biografie schon per se einen Lebensrückblicksansatz dar. Zum anderen sind leicht systematisierte Methoden der Lebensrückblicksarbeit bruchlos in eine psychodynamische Therapie integrierbar (vgl. z. B. Mills & Coleman, 2002). Drittens schließlich kann der therapeutische Blick zurück „als eine Fokaltherapie auf psychodynamischer Grundlage" (Kast, 2010, S. 155) konzipiert werden.

Selbstkohärenz

Die Rückschau dient dem Zugewinn an Selbstkohärenz. Im Sinne eines „narrativen bzw. erzählten Selbst" führt der Lebensbericht zu einer Vergewisserung des eigenen Selbst und der eigenen Identität mit einer sich steigernden Kohärenz der Erzählung und in diesem Zuge auch des Selbsterlebens. Geisteswissenschaftliche Erzähltheorien betonen den engen Zusammenhang zwischen autobiografischem Erzählen und Identitätsbildung (vgl. Straub, 2019). Die genuin psychodynamische Komponente des Lebensrückblicks geht von der Säuglings- und Kleinkindforschung aus, die darauf hinweist, dass der Mensch sich in seiner Erzählung selbst in einer narrativen Identitätsfindung und auch -umgestaltung entwirft. Durch das (wiederholte) Erzählen entsteht schrittweise oder auch sprunghaft eine neue Erzählung: Es kommt zu einer narrativen Selbstaneignung und Selbstformung. Die Hilfe des Therapeuten erfolgt in der Unterstützung des Zusammenhangs in der Erzählung, in der Nutzung des szenischen Verstehens und der ganzheitlich (d. h. v. a. auch körperlich) erlebten Gegenübertragung, um Lücken und Brüche im Narrativ aufzuspüren. Diese an den frühen Mutter-Kind-Dialog angelehnte Sicht wird dem schon beschriebenen regressiven Geschehen in Todesnähe besonders gerecht. In solchen, von Daniel Stern als Gegenwartsmomente beschriebenen, Augenblicken kommt es im Hier und Jetzt zu einer „gelebten Geschichte" (Stern, 2005, S. 74), was für Menschen am Lebensende eine enorme Entlastung bedeuten kann. Diese möglichen positiven Folgen des Lebensrückblicks mögen dann auch eine Ursache dafür sein, dass etwa alte Menschen immer wieder von Neuem ansetzen, ihre Geschichte zu erzählen.

Kernüberlegungen zur Lebensrückblickstherapie für die Praxis (Kast, 2010, S. 157)

1. „Erinnern ist Vergegenwärtigen“ (dazu gehört das Evozieren dazugehöriger Emotionen und innerer Bilder).
2. „Vergangenheit wird entsprechend der aktuellen Situation erinnert“ (etwaige ausschließlich negative Einfärbungen können z. B. durch den Auftrag, eine „Freudenbiografie“ zu entwerfen, kompensiert werden).
3. „Themen, die als schuldhaft bewertet werden, werden vom Jetztpunkt aus bewertet“ (Bedeutsam ist hier das In-sich-selbst-Hineinversetzen zum damaligen Zeitpunkt).
4. „Einzelne Komplexepisoden können bearbeitet werden“ (dies führt zu den spezifischen „Lebensthemen“ des Patienten).
5. „Persönliche Erfahrungen können in Resonanz zu kulturellen Gestaltungen neue Impulse geben.“

Freudenbiografie

Gerade die Freudenbiografie ist, behutsam und nicht plump tröstend angewandt, eine gute Methode, den Rückblick insgesamt ausgewogen zu gestalten. Neuere Forschungsarbeiten weisen darauf hin, dass in sog. „Stegreiferzählungen“ von Menschen am Lebensende bereits ohne therapeutische Intervention Entdramatisierungen und Hintanstellungen konflikthafter Lebensepisoden erfolgen. Die Erzählung wird zu einem Prozess der Selbst(aus-)bildung (Paul et al., 2012). Dieser schon spontan vorhandene Trend in der Selbsterzählung muss in der therapeutischen Situation oft nur noch aufgegriffen und gewürdigt werden.

Therapeutisch unterstützt wird versucht, in der möglichst konkreten Erzählung, und eventuell Imagination, Momente der Zufriedenheit, des Stolzes oder der Freude spürbar und lebendig werden zu lassen (Kast, 2007). Diese Arbeit führt zu einer positiven Selbstaneignung der Biografie und über diesen Weg auch zum Einbezug bisher unintegrierter Selbstanteile, denn „metaphorisch-narrative Selbstartikulationen gehen konzeptionellen Selbstdeutungen voraus und in sie ein“ (Peng-Keller, 2017b, S. 105).

Legacy

Die Gegenrichtung des therapeutischen Blickes, die dem bereits in Kapitel 3.3 beschriebenen Finalitätsdenken folgt, führt zur *Legacy* – dem Vermächtnis des Sterbenden als Ausrichtung nach vorne über den eigenen Tod hinaus. Der Blick nach vorne betrifft den Sterbenden selbst (diesseitig etwa in der Ausgestaltung der verbleibenden Tage oder der gewünschten Bestattungszeremonie, jenseitig etwa in transzendenten Hoffnungen) oder im Hinblick auf seine Sicht auf das konkrete Leben nach dem Tod, also dem Weiterlaufen der Welt nach dem persönlichen Versterben. Dies geschieht auch ganz konkret in den Überlegungen, Ideelles, aber auch Materielles zu vermachen bzw. zu vererben. Testament, Vorsorgevollmacht und Patientenverfügung dienen hier als Kommunikationsbrücken, denn „Zukünftigkeit kann auch die Zukunft des Anderen umfassen" (Küchenhoff, 2017, S. 89). Diese Form des antizipierten Lebens nach dem Tod ist zudem ganz generell die Bedingung, dass im Heute mühevolle Unternehmungen gestartet werden, deren hoffentlich positive Wirkungen sich erst nach unserem Ableben erweisen (Scheffler, 2015). Damit verbunden ist eine gelungene „Identifizierung mit der Entwicklung Jüngerer" (Teising, 2018, S. 19).

7.8 Trost und Ermutigung

Der Antike Philosoph Antiphon von Athen (480–411 v. Chr.) gilt vielen Historikern mit seiner „Tröstungskunst" als Vorläufer jeglicher Psychotherapie. Seine eigenen Schriften könnten keinen Trost spenden (Freud, 1960), meinte demgegenüber Freud, und zu trösten wird seitdem in der psychoanalytischen Community skeptisch beäugt und wird rasch mit Religion, als Kontrast zur aufgeklärten Psychoanalyse, in Verbindung gebracht. Und das, obwohl schon etymologisch durchaus Therapeutisches im Trost zu finden ist: „In ‚Trost' steckt wortgeschichtlich ‚Trauen' und ‚Trutz', also Resistenz, Gegenwehr" (Dorn, 2021b, S. 33).

Trost in der Psychoanalyse

Bis heute werden in der Psychoanalyse Tröstungen eher als hinderlich gesehen, etwa die existenziellen Tatsachen des Sterbens anzuerkennen und mit ihnen einen Umgang zu finden (Müller & Loetz, 2019), d.h. „keine Hoffnungen aufrechtzuhalten oder zu wecken, in diesem Sinne dem Sterbenden auch nicht helfen zu können, sondern sich von seiner Trostlosigkeit berühren zu lassen, ohne sich zugleich mit ihr zu identifizieren" (ebd., S. 153), worin indirekt wieder ein Trost liegen könne. Für Psychoanalytiker gilt nicht selten, „... Mut zusprechen, das tun wir ... nicht" (Küchenhoff, 2020, S. 369). Demgegenüber sind es, nebenbei bemerkt, Freuds nicht wissenschaftliche Texte, v. a. seine Briefe, die eine hohe Tröstungskompetenz bezeugen. So „tröstete" Freud 1929 seinen Freund und Kollegen Ludwig Binswanger nach dem Tod von dessen achtjährigem Sohn:

> Gerade heute wäre meine verstorbene Tochter sechsunddreißig Jahre alt geworden. .... Man weiß, dass die akute Trauer nach einem solchen Verlust ablaufen wird, aber man wird ungetröstet bleiben, nie einen Ersatz finden. Alles, was an die Stelle rückt, und wenn es sie auch ganz ausfüllen sollte, bleibt doch etwas anderes. Und eigentlich ist es recht so. Es ist die einzige Art, die Liebe fortzusetzen, die man ja nicht aufgeben will. (Freud, 1968, S. 403)

Seine usprüngliche Idee einer igendwann beendeten Trauer hatte er zu dieser Zeit augenscheinlich bereits aufgegeben.

Die Kunst des Tröstens

Die therapeutische Arbeit mit Sterbenden ist die Gelegenheit für psychodynamische Therapeuten, sich an ihre philosophischen Wurzeln zurückzuerinnern und sich erneut in der Tröstungskunst zu versuchen:

> Die Kunst des Sterbens kann aber nur erlernen (und weitergeben, Anm. d. Verf.) wer zuvor bereit ist, die Kunst des Tröstens und die Kunst des Sich-Trösten-Lassens zu erlernen. Nicht auf Knopfdruck. Nicht per Sprachbefehl. Trost ist eine Gestimmtheit. Eine Bereitschaft. Ein Mutter-Kind in der eigenen Seele. (Dorn, 2021a, S. 168)

Das Ziel des Trostes ist die Reduktion von Angst und Verzweiflung. Tröstend sind nicht nur Worte. Tröstlich sind auch Musik, Prosa, Natur etc. Trost bezeugt und validiert zuallererst das Leid des anderen und stellt es sodann unter eine beruhigendere Perspektive. Die alte psychoanalytische Weisheit, zunächst im eigenen Inneren zu beginnen und uns erst dann an die Patienten zu wagen, klingt hier an: Wie steht es aber mit der eigenen Fähigkeit des Therapeuten, zu trauern und sich trösten zu lassen? Wird Trost als Schwäche, als Unterwerfung unter den Tröstenden erlebt? Frick (2017) weist zudem darauf hin, dass der Unterschied zwischen Trost und Vertröstung, nunmehr wieder psychoanalytisch betrachtet, in der Trauerarbeit liegt. Küchenhoff (2017) richtet jedoch, in existenzialistischer Manier, den Blick zurecht auch auf „eine falsche Form des Trostes hin“, nämlich, „dass er über den Schrecken des Nichts hinweg trösten soll, statt ihn auszuhalten“ (S. 93).

7.9 Umgang mit Sexualität

Von Freud wurden der Sexual- und der Todestrieb bekanntermaßen u. a. auch antagonistisch konzipiert. Das Erstarken des einen schwächt den anderen. Todesnähe, so die dadurch theoretisch durchaus gestützte empirische Beobachtung, lässt sexuelle Lust im Allgemeinen nachlassen, ja sogar versiegen. Es gibt allerdings eine direkte weitere, vielleicht seltenere Verbindung von Todesnähe und Sexualität, die erst kürzlich erneut eindrücklich von Yalom beschrieben wurde (Yalom & Yalom, 2021). Diese Verbindung wurde wissenschaftlich bereits v. a. bzgl. der Trauer beschrieben (z. B. Roser, 2014). Das Thema sexueller Bedürftigkeiten ist insgesamt scham- und schuldbehaftet und wird verheimlicht. Im Umfeld des Sterbens ist es gänzlich tabuisiert. Aus der Klinischen Psychologie kennen wir lediglich die Verbindungen in sadomasochistischen Ritualen, die immer wieder – meist unbeabsichtigt – tatsächlich zum Tod eines der Beteiligten führen können.

Sexuelle Wünsche von Sterbenden

Sexuelle Bedürfnisse und Wünsche Sterbender sind nicht die Regel, aber auch nicht unwahrscheinlich. Sexualität kann zur Stärkung der Selbstkohärenz und eines positiven Selbstgefühls sowie zur Festigung von Bindungen dienen, auch am Lebensende. Formen von Sexualität sind auch dann noch potenziell lustvoll, wenn der „gewöhnliche" Geschlechtsakt unmöglich geworden ist. Und die Möglichkeit zur sexuellen Aktivität ist auch eine Frage menschlicher Würde. Die Themen um die Sexualität am Lebensende sind ein wichtiges Beispiel für eine an anderer Stelle bereits benannte zentrale Aufgabe der Psychotherapie am Lebensende, nämlich der Hilfe bzgl. der Versprachlichung bisher unausgesprochener, weil unaussprechlicher Themen. Hier geht es z. B. um die Kommunikation mit Pflegepersonen (allein mit Partner im Zimmer sein wollen) oder Ärzten (Nachfrage bzgl. der sich auf Sexualität auswirkenden Nebenwirkungen einer medizinischen Behandlung).

Riedel (2017) weist schließlich auf die möglichen Veränderungen der Geschlechtsrollenidentität hin, die infolge der Erkrankung oder auch der medizinischen (operativen und/oder medikamentösen) Therapien erfolgte und die in engem Zusammenhang mit dem Sexualleben steht.

7.10 Berührungen

Körperliche Berührungen zwischen Patienten und Therapeuten gelten in der Richtlinienpsychotherapie zumindest im Erwachsenenbereich als Tabu. Dieses aus behandlungstechnischer und auch ethischer Sicht durchaus gerechtfertigte Gebot des Primats eines emotionalen und schließlich sprachlichen Austausches beginnt dann problematisch zu werden, wenn letzteres, nämlich das gesprochene Wort, an Bedeutung verlieren muss. In der therapeutischen Arbeit mit schwer geistig behinderten oder mit sehr alten, bisweilen dementen Patienten, und eben auch bei Sterbenden, gilt es, die Radikalität des Berührungsverbots bisweilen aufzuweichen, um überhaupt einen (emotionalen) Kontakt herstellen zu können. Zudem weist die empirische (Neuro-)Wissenschaft inzwischen eindeutig den Wert körperlicher Berührungen nach (Böhme, 2020). Das, was im Allgemeinen für den Menschen gilt, sollte nicht vernachlässigt werden, wenn die gewohnten Kanäle, Nähe herzustellen (Sehen, Hören …) verblassen: „Berührung ist eine der wichtigsten sozialen Verhaltens- und Kommunikationsweisen. Berührungen stärken Beziehungen, schaffen Nähe und Vertrauen, vermitteln viele Emotionen besser als Worte. Vor allem Trost, Liebe und Mitgefühl kommunizieren Menschen am liebsten und leichtesten durch Berührungen" (Böhme, 2021, S. 14).

Unterschiedliche Bedürfnisse nach Berührung

Mehrere Aspekte sind hierbei aber im therapeutischen Kontext zu beachten. Zum einen ist die Sehnsucht nach Berührungen unterschiedlich ausgeprägt, erst recht am Lebensende. Hier gibt es manchmal eine starke, nonverbal auch deutlich signalisierte Sehnsucht, bei anderen treten aber Angst oder gar Abscheu auf (Engelke, 2012). Dies ist feinfühlig zu erkunden. Zum anderen meint in unserem Kontext Berührung nicht die große Geste, sondern kleine, oft sanfte und leichte Körperkontakte, etwa indem die Hand in die eigene gelegt oder auch nur ein paar Finger auf den Unterarm gelegt werden. Solch einfache körperliche Gesten sind aktives Arbeiten an der Verunsicherung, bieten unausgesprochene Tröstung und eine basale Versicherung von Präsenz und Zuneigung. In der psychodynamischen Tradition stehend wird der Therapeut sich auch immer in seinem Gegenübertragungsmonitoring nach seinen eigenen Gründen für die angedachte oder angebotene Berührung fragen und, eventuell in einer supervisorischen Situation, versuchen zu verstehen, ob auch eigene Bedürfnisse hier mitschwingen und damit die Abstinenz auf ungute Weise überschritten wäre.

Körperliche Gesten

7.11 Versöhnung und Dankbarkeit

Nahezu selbstverständlich wird in psychotherapeutischen Kreisen angenommen, dass Dankbarkeit oder auch Versöhnung (z. B. Broda & Wilms, 2019) wichtige Bedürfnisse Sterbender und damit bedeutsame Therapieziele sein sollten. Hierbei geht es zum einen um ganz grundsätzliche Versöhnungsprozesse, etwa mit dem eigenen Schicksal, mit Gott bis hin zur eigenen Sterblichkeit, zum anderen um einzelne, individuelle Aspekte der Aussöhnung mit anderen Menschen. Unbestritten ist, dass diese beiden Faktoren für viele sterbende Menschen von hoher Relevanz sind, wenn es um ein innerlich beruhigtes Sterben geht.

Positiver Nutzen von empfundener Vergebung

Worthington und Wade (2019) etwa haben eine beträchtliche wissenschaftliche Evidenz für den positiven Nutzen einer empfundenen Vergebung gesammelt. Den sterbenden Menschen eine Reflexion etwaiger Versöhnungsanliegen anzubieten und mit ihnen bei vorhandenem Wunsch auch daran zu arbeiten, gehört also zu den Grundlagen psychotherapeutischen Handelns am Lebensende. Unter existenzieller und psychodynamischer Perspektive ist allerdings davor zu warnen, dieses Aussöhnungsgeschehen quasi normativ und verpflichtend zu setzen, und damit dem sterbenden Menschen erneute Über-Ich-Lasten aufzubürden. In einem Umkehrzirkel wird die oft primär religiös begründete Forderung zur Versöhnung dann wissenschaftlich umgeformt und bekommt so wieder einen erneuten, religiös anmutenden Bedeutungsgehalt.

Einem Menschen kognitiv und vielleicht auch in gewisser Weise emotional etwas Unrechtes zu verzeihen, meint im Übrigen auch nicht, wie oft missverstanden, dieses Unrecht zu relativieren, sondern nur, diesem Unrecht nicht mehr einen für die Beziehung maßgeblichen Anteil einzuräumen. Und wichtig ist auch zu betonen: Aus Selbstschutz, aber auch aus Selbstachtung heraus, darf einiges auch unverziehen bleiben (z.B. Boshammer, 2020). Und auch der Tod selbst darf für uns unversöhnt sein. „Do not go gentle into that good night" rät der irische Dichter Dylan Thomas seinem sterbenden Vater in seinem berühmtesten Gedicht.

Unversöhnlichkeit

Versöhnung kann zudem sehr unterschiedliche Gestalt annehmen, sie kann tatsächlich eine Aussöhnung mit denjenigen bedeuten, die einem Unrecht taten, sie kann aber auch in der Versöhnung mit der Unversöhnlichkeit bestehen. Die konkreten Wege zu einem versöhnten Geisteszustand können konkret aus der Auseinandersetzung mit dem anderen oder aus einem Stück innerer Arbeit bestehen. So wird in verschiedenen empirischen Untersuchungen darauf hingewiesen, dass auch die Träume Sterbender, namentlich wenn darin bekannte Menschen auftauchen, zu einer „finalen Versöhnung" (Peng-Keller, 2017b, S. 15) führen können.

Selbstvergebung

Ein bedeutsames Thema dabei ist auch die Fähigkeit zur Selbstvergebung oder die Fähigkeit, zu ertragen, sich einige Fehler nicht verzeihen zu können, ohne sich dadurch gänzlich entwerten zu müssen.

Versöhnungswünsche werden nicht selten von außen an den Sterbenden herangetragen, ideologisch unterstützt von vermeintlich religiösen, oft buddhistischen oder christlichen Aussagen. Aggressivität kann von Angehörigen und Pflegenden in der existenziellen Situation des Sterbens oft kaum ertragen werden, die Aufgabe der Versöhnung dient dann in erster Linie der Entlastung der Hinterbleibenden.

Ein wichtiger Einwand gegen eine Verpflichtung zur Versöhnung ist die damit verbundene Skepsis gegenüber der Klage. „Da ich im tiefsten ungläubig bin, habe ich niemand zu beschuldigen und weiß, daß es keinen Ort gibt, wo man eine Klage anbringen könnte", so Freud (1968, S. 346) an seinen Lieblingsschüler Sándor Ferenczi. Psychotherapie ist aber immer auch ein Möglichkeitsort für Klage, ja für Anklage. Sie hat kathartische, aber auch klärende und energiespendende Auswirkungen und führt bei Weitem nicht automatisch zu einem Entwicklungsstillstand. Auch hier scheint v.a. eine rationalisierte Form des Nicht-Aushalten-Könnens von Leid und Ohnmacht, die der andere (hier der Therapeut) erlebt, Grund für den Misskredit zu sein, in den das Klagen in Gesellschaft und Therapie geraten ist.

Dankbarkeit

Dankbarkeit könnte als das „positive Pendant" von Verzeihen und Vergebung betrachtet werden, bezieht sie sich doch auf das im Leben Gelungene, das, was man erhalten und positiv erfahren hat. Auch sie kann generell gefühlt werden, als Dankbarkeit einem Schicksal oder einem Gott gegenüber. Sie kann sich aber auch auf einzelne Menschen, Tiere oder Situationen beziehen. Das Gefühl der Dankbarkeit kann zudem entstehen und heilsam wirken, wenn gleichzeitig manch andere Aspekte des Lebens bedauert werden. Bedauern und Dankbarkeit können gut nebeneinanderstehen, wie etwa der weltberühmte Neurologe Oliver Sacks in seinen letzten Essays vor seinem Tod eindrücklich verdeutlicht (Sacks, 2015). Am Lebensende auch eine Biografie der Dankbarkeit zu entwickeln, könnte ein gutes Angebot an die Patienten sein.

7.12 Kreativität und die therapeutische Nutzung von (bildender) Kunst, Lyrik, Prosa und Musik

Kreativität als Ausdrucksform innerer Zustände

Die Kulturtheorie der Psychoanalyse sieht Kunst und Kultur als „diejenige soziale und Überich-bildende Instanz, die den Tod abwehrt, aber gleichzeitig durch die Unterdrückung des Eros den Bereich des Todes mehrt" (Caruso, 2001, S. 183). Verena Kast spricht für die Analytische Psychologie von der Kreativität als der „Antwort des Menschen auf das Sterbenmüssen" (Kast, 2003, S. 9). Sie dient als Ausdrucksform schwer versprachlichbarer Zustände und Anteile des Selbst und fördert deren Kohärenz. Ermöglicht wird eine alternative Form der Kommunikation mit sich und den anderen. Das Interesse an einem eigenen gestalterischen Schaffen entspringt oft dem Bedürfnis, Nachkommenden etwas den eigenen Tod Überdauerndes zu vermitteln und zu hinterlassen.

Hoffnung

„Die Kunst ist die höchste Form von Hoffnung", so schreibt der Maler Gerhard Richter (2008, S. 121) und spricht damit einen zentralen therapeutischen Wirkfaktor der Psychotherapie an, der gerade am Lebensende von besonderer Brisanz ist. So ist es nicht verwunderlich, dass kunst- und musiktherapeutische Interventionen einen hohen Stellenwert in der stationären Palliativ- und Hospizversorgung einnehmen und zu den durch sie ermöglichten „stärkende[n], lindernde[n] und autonomiebetonende[n] Selbsterfahrungen" (Hopf, 2019, S. 43) inzwischen eine stattliche Menge empirischer Untersuchungen zu finden ist (Kortum et al., 2017).

Die explizite therapeutische Arbeit mit künstlerischen Mitteln ist nicht Gegenstand dieses Bandes. Verwiesen sei hier auf die Arbeiten etwa von

Gruber und Reichelt (2013) zu den bildenden Künsten oder von Baumann und Bünemann (2020) zur Musiktherapie. Eine inspirierende Annäherung zum Todesthema über die Musik legt Reddemann (2019) vor.

Schreiben

Auch eine „Schreibtherapie" kann den Patienten angeboten werden. Sterbende können Briefe verfassen oder diktieren, die noch vor oder auch nach dem eigenen Versterben verteilt werden. Diese können kleine, persönliche Testamente werden oder auch selbstverfasste Nachrufe. Aus dem Nachlass können einzelne Dinge bestimmten Hinterbliebenen zugeordnet werden. Auch eine Autobiografie zu verfassen oder kurze Gedichte, ist denkbar. Das autobiografische Schreiben am Lebensende hat eine lange Tradition, und auch von modernen Autoren wurden autobiografische Schriften veröffentlicht, die sie während ihres Sterbeprozesses verfassten (z. B. Noll, 2005; Taylor; 2017) und in denen sie Kunstschaffen und Sterbeverarbeitung verbanden. Es kann sich dabei um eine umfassende Biografie oder aber um ein tagebuchähnliches Beschreiben der letzten Lebensmonate oder Wochen handeln (z. B. Yalom & Yalom, 2021).

Auf der rezeptiven Seite kann eine bibliotherapeutische Intervention, also ein therapeutisches Lesen oder Vorlesen, oder eine Form von rezeptiver Kunsttherapie, also das Betrachten von Kunstwerken (vgl. Kap. 7.4), sinnvoll sein.

7.13 Aufsuchend Arbeiten – Hausbesuche

Bereits zu Beginn einer psychotherapeutischen Behandlung von Schwerstkranken ist zu klären, welches Behandlungsangebot der Therapeut zu machen bereit ist, und welches denn vom Patienten am liebsten angenommen wird. Dabei geht es in erster Linie um Settingfragen, deren entscheidendste diejenige der sog aufsuchenden Behandlung ist, also der psychotherapeutischen Arbeit auch dann, wenn der Patient nicht mehr aus eigenen Kräften in die therapeutische Praxis kommen kann, jedoch nicht hospitalisiert ist oder sich doch bereits im Krankenhaus, Hospiz oder einer Pflegeeinrichtung befindet. Seit 2007 gibt es in Deutschland auch den gesetzlichen Anspruch auf die bereits erwähnte, sog. spezialisierte ambulante Palliativversorgung (SAPV). Auch hier finden sich Psychotherapiepatienten, die (noch) eine psychotherapeutische Praxis oder Ambulanz aufsuchen können, dies aber zumindest irgendwann nicht mehr können. Es sollte von Beginn an vereinbart werden, was dann geschieht. Zu empfehlen ist das Angebot der Weiterführung des therapeutischen Kontaktes in Hausbesuchen. Für psychodynamisch arbeitende Therapeuten bedeutet das eine sorgfältige Reflexion des dadurch enorm veränderten Übertragungs-Gegenübertragungs-Geschehens. Und hier kommt es (zwangsläufig) zum Kontakt mit Angehörigen, Freunden und/ oder Pflegepersonen.

7.14 Arbeit mit Angehörigen und Freunden

Vor allem in stationären Hospiz- und Palliativeinrichtungen nimmt die Arbeit mit den Angehörigen einen erheblichen Raum im Tätigkeitsprofil der dort arbeitenden Psychotherapeuten ein (Vogel, 2011). Sie zeigen sich in statistischen Erfassungen etwa gleichgroß belastet wie die Sterbenden selbst. Gleichzeitig ist die Gefahr einer sekundären Traumatisierung durch das Miterleben des Sterbens eines Liebsten in Betracht zu ziehen.

Paradoxe Interaktionen mit Angehörigen am Lebensende

Ein Paradox der letzten Lebenszeit zeigt sich in dem komplexen und wechselhaften Verhältnis vieler Sterbender zu ihren nahen Freunden und Angehörigen. Einerseits steht die Interaktion mit Angehörigen und Freunden für viele sterbende Menschen, gleich nach der Auseinandersetzung mit dem eigenen Körper, im Fokus ihres Lebens. Andererseits und konträr dazu gibt es nicht selten eine große Sehnsucht nach Rückzug, nach Alleinsein oder zumindest nach professioneller, wenigstens gefühlt nicht die intimen Personengrenzen so stark überschreitenden Pflegepersonen. Angehörige verbreiten eben nicht nur und ausschließlich eine angenehme Atmosphäre in der Sterbesituation, und es ist davon auszugehen, dass Menschen am Lebensende durch den Rückgang konkreter Sinneswahrnehmungen eine starke atmosphärische Wahrnehmung entwickeln und manche Anspannungs- oder Unruhesituation dadurch (mit-)bedingt ist.

Psychische Symptome bei Angehörigen

Studien berichten, dass 46 % der Angehörigen von Krebspatienten im letzten Lebensjahr unter Angststörungen leiden, 39 % an depressiven Störungen sowie mehr als 50 % an Schlafstörungen und Gewichtsverlust (Ramirez, zit. nach Fritzsche & Campagnolo, 2018, S. 117). Ursachen hierfür sind neben einer realen Erschöpfungssituation auch die Konfrontation mit dem existenziellen Leid des Nächsten, die daraus hervorgehenden eigenen existenziellen Fragestellungen, eigene Zukunftsängste nach dem Tod des Angehörigen, schwierige Kommunikationsweisen mit dem Sterbenden, dem medizinischen Personal und auch der Angehörigengruppe untereinander und schließlich alte Beziehungskonflikte und offene Beziehungsthemen, die im Angesicht des baldigen Beziehungsendes reaktiviert werden. In die Angst und die bereits einsetzende (antizipierende) Trauer mischen sich nicht selten aggressive Affekte, Zorn und Wut sowie scham- und schuldbesetzte Wünsche, der andere möge doch nun bald tot sein.

Eine „Krisenintervention am Sterbebett" (Münch et al., 2016, S. 83) ist meist eine sehr handfeste Angelegenheit und oft eine Arbeit mit überforderten Angehörigen. Es geht darum, „eine ruhige Atmosphäre zu schaffen, in der jeder den angemessenen Raum bekommt, um für sich Abschied nehmen zu können" (ebd.).

Einbeziehung der Angehörigen erfordert sorgfältige Überlegungen

Wie in psychodynamischen Settings bei Therapien von Erwachsenen allgemein, so ist auch am Lebensende der Psychotherapeut zunächst für den Patienten „zuständig", und die Einbeziehung des familiären Systems durch den Einzeltherapeuten sollte mit Bedacht und nur nach strenger Indikationsstellung erfolgen. Zu denken ist hierbei v.a. an eine kommunikationsmoderierende und u.U. an jeweilige Experten weiterverweisende Funktion des Therapeuten in einer Paar- oder Familiensitzung. Etwaig notwendige Einzel- oder Familientherapien für die Angehörigen sollten auf jeden Fall ausgelagert, also von anderen Kollegen durchgeführt werden.

Psychoedukation

Eine unterstützende Arbeit mit Angehörigen beginnt bei der ausreichenden Information derselben, also einem sog. „psychoedukativen Angebot". Dazu ist es auch nützlich, eine überschaubare Literatur anzubieten und die darin zu findenden Informationen im therapeutischen Gespräch auf die jeweilige Situation der Freunde und Angehörigen zu beziehen. Es liegen inzwischen mehrere gute Veröffentlichungen vor, die diesem Zweck dienen können (z.B. Sitte, 2015; Bausewein & Simader, 2020) und die auch für den Psychotherapeuten eine wertvolle überblickshafte Informationsquelle darstellen können.

Nach dem Tod eines Patienten ist es, wenn dieser zu Lebzeiten zustimmt, eventuell sinnvoll, den Angehörigen ein einmaliges Gesprächsangebot zu machen, um deren psychotherapeutische Versorgungsbedürftigkeit überprüfen und sie im gegebenen Fall weiterverweisen zu können oder eine Trauergruppe zu empfehlen, wie sie häufig von den Hospizvereinen vor Ort angeboten wird. Eine weitere Therapie der Angehörigen durch den vorherigen Therapeuten des Verstorbenen ist, auch wenn dies nicht selten von den Angehörigen gewünscht ist, kaum ratsam, da die Schweigepflicht dem Patienten gegenüber auch über seinen Tod hinaus gilt und schwierige Übertragungs-Gegenübertragungs-Konstellationen wahrscheinlich sind.

8 Krankheit und Lebensende des Therapeuten

Auseinandersetzung mit der eigenen Sterblichkeit

An vielen Stellen des vorliegenden Textes ist deutlich geworden, dass eine psychodynamische Arbeit mit Menschen am Lebensende der fundierten Auseinandersetzung der Therapeuten mit ihrer eigenen Endlichkeit bedarf:

> Der Analytiker, der einen Sterbenden begleitet, muss die Berührung des Todes ertragen, was er nur kann, wenn er bereit ist, seinem eigenen Sterben zu begegnen. Gerade darin, dass der Analytiker sich von der Ausweglosigkeit des Sterbenden berühren lässt, sie anerkennt und mit dem Sterbenden erträgt, kann er sein Leid transformieren, universalisieren, zu einem geteilten Leid machen. (Müller & Loetz, 2019, S. 152)

Die Sterblichkeit des Psychotherapeuten selbst hingegen ist in der psychodynamischen (und nicht nur dieser) Literatur ein rares Thema, und dies, obwohl doch

> unstrittig ist, dass wir das Sterben und den Tod anderer Menschen auf der Grundlage eines offenen und offensiven Verhältnisses zum eigenen Tod eher bewältigen, als wenn wir die Realität der eigenen Vergänglichkeit ausblenden (verdrängen) .... Wir müssen also den Ort unserer Ängste und unsere Fluchtwege kennen und wir müssen wissen, wie stark unsere Neigung ist, sie zu begehen. (Burkert & Hierdeis, 2017, S. 282)

Thanatophobie der Berufsgruppe

In der Psychoanalyse gibt es dagegen durchaus eine lange Tradition der Befassung mit dem Alter und dem Berufsende des Therapeuten (z. B. Junkers, 2018). Dabei wird allerdings nicht selten eine regelrechte Thanatophobie unserer Berufsgruppe deutlich, etwa wenn diskutiert wird, ob ältere Kollegen noch Langzeitfälle annehmen sollten, wo sie doch eventuell während der Behandlung versterben könnten. Umgekehrt suggeriert die grundsätzliche Möglichkeit, „für immer“ psychotherapeutisch tätig sein zu können, auch eine der Abwehr dienliche Unsterblichkeitsfantasie. Es wurde bereits bemerkt, dass aus psychodynamischer Perspektive eine Arbeit an den Todesthemen nur dann wirklich erfolgen kann, wenn die Therapeuten wenigstens ein Stück „vorangehen“, wenn sie also die Auseinandersetzung mit Tod und Sterben kennen und nicht fürchten müssen.

Dies gilt v.a. für die therapeutische Arbeit während des eigenen realisierten Lebensendes. Hier ist die psychoanalytische Literatur uneins ob der Möglichkeit und der Statthaftigkeit psychodynamischen Arbeitens durch Therapeuten, die selbst dem Tode nahe sind (vgl. aus der Betroffenenperspektive Dott, 2014, sowie im Überblick Dott, 2018, S. 123 ff.). Grundsätzlich ist hier mit einer wuchtigen und auch für den Patenten zumindest potenziell gefährlich Gegenübertragungssituation zu rechnen, die von Regression, Angstabwehr, Delegation und Neid durchzogen sein kann. Gleichzeitig stellt der sichtbar kranke Therapeut eine Einschränkung des Übertragungsangebotes dar, und v.a. die idealisierende Übertragung wird erschüttert. Um eine starke Funktionalisierung der Patienten auszuschließen, ist die (bisweilen supervidierte) Reflexion über die subjektive Motivation der Weiterarbeit (z.B. „Ich arbeite, weil mir die Ablenkung guttut“) von großer Bedeutung. Moderne, auf dem Boden der Intersubjektivitätstheorien stehende Therapiekonzeptionen, die die Authentizität und die reflektierte Selbstmitteilung des Therapeuten auch außerhalb existenzieller Behandlungssituationen einbeziehen, dürften jedoch einer wohl bedachten und supervidierten therapeutischen (Weiter-)Arbeit eher aufgeschlossen gegenüberstehen. Im Gegenteil ist u.U. sogar davon auszugehen, dass die direkte Einbeziehung des durch Gebrechlichkeit oder Tod erzwungenen Therapieendes eine Forcierung des psychodynamischen Prozesses bewirken kann. Das Existenzielle der therapeutischen Begegnung wird dann nicht nur theoretisch reflektiert, sondern direkt spürbar gemacht. Empfehlenswert ist allerdings auch, mit dem Patienten die Möglichkeit einer therapeutisch begleiteten Rückschau auf den so endenden psychodynamischen Prozess und die therapeutische Beziehung zu besprechen, die nach dem Tod des Therapeuten bei einem seiner Kollegen in Anspruch genommen werden kann.

Ein äußeres Zeichen für eine erfolgte Auseinandersetzung ist z.B. die Vorsorgevollmacht oder die Patientenverfügung. Für den genuin psychotherapeutischen Kontext kommt nun das sog. „Praxistestament“ (Bundesverband der Vertragspsychotherapeuten, 2020) bzw. die sog. „Praxisverfügung“ (O’Neil, 2013) hinzu, d.h. die schriftlich niederlegten Überlegungen und erfolgten Organisationen bzgl. eines Ablebens des behandelnden Therapeuten.

Praxistestament

Nur wenige niedergelassene Psychotherapeuten haben Beschäftigte, die sich nach dem eigenen Ableben um die Abwicklung der Praxis und v.a. um die Weiterversorgung der Patienten kümmern. Zunächst gilt es also – neben der privaten Vorsorge für sich selbst und die unmittelbaren Angehörigen –

einen vertrauten Kollegen um die Übernahme der Verantwortung nach dem eigenen Ausfall zu bitten und ihn in die Besonderheiten der eigenen Praxis (Abrechnungsunterlagen, Aufbewahrung der aktuellen und alten Patientenakten etc.) einzuweihen. Dieser „Praxisbevollmächtigte“ sollte auch schriftlich benannt und bestellt werden, damit Rechtssicherheit besteht (auch eine Hinterlegung beim Amtsgericht ist möglich). Der bisweilen auch „Beauftragter für den Verhinderungsfall“ genannte Kollege unterliegt dann natürlich auch der Schweigepflicht.

Die im folgenden Kasten genannten Unterlagen sollten für den Fall einer plötzlichen schweren Erkrankung oder eines plötzlichen Versterbens übersichtlich gesammelt und dem Vertrauten zugänglich sein.

Unterlagen für den „Praxisbevollmächtigten“

- letzte Quartalsabrechnung und der Name des Steuerberaters
- Krankenversicherungszulassung und berufliche Mitgliedschaften, um dementsprechend informieren zu können
- ggf. Schweigepflichtentbindungen der Patienten
- ein vorbereitetes Anschreiben an Patienten, das verschickt werden kann; wichtig ist darin v.a. die Nennung eines oder mehrerer Kollegen, die über diese Nennung informiert sind und kurzfristig Krisengespräche einräumen können
- eine Liste mit den aktuellen Patienten oder Zugang zu einem übersichtlichen Aktensystem

Viele Ethikausschüsse weisen inzwischen auf die Notwendigkeit von Praxistestamenten hin, um den Schutz der Patienten auch bei schwerer Krankheit oder Tod des Therapeuten zu gewährleisten. Trotzdem ist die Verbreitung gering. Das Praxistestament ist ein *memento mori* für den Therapeuten und die Notwendigkeit, es beständig zu überarbeiten, ist eine ritualisierte Form der Todesachtsamkeit.

9 Schlussbemerkungen

Überblickt man abschließend die Kapitel dieses Buches und scannt selektiv-achtsam ihren inhaltlich-affektiven Gehalt, so wird deutlich, dass die eingangs eingeführten „großen Themen“, Verunsicherung, Vergänglichkeit, Vertrauen und Verfügbarkeit, durchaus als roter Faden der Arbeit mit Menschen an deren Lebensende gesehen werden können. Sich auf therapeutisches Arbeiten mit Sterbenden einzulassen heißt also, all denjenigen transdiagnostischen Faktoren komprimiert zu begegnen, die im „alltäglichen“ psychotherapeutischen Arbeiten ebenfalls regelhaft aufscheinen, meist aber nicht in dieser geballten Form. Therapie am Lebendende ist wohl wegen dieser Kumulation der großen Themen auch eine anspruchsvolle und anstrengende, gleichzeitig aber äußert befriedigende und auch den Therapeuten zur Weiterentwicklung inspirierende Tätigkeit.

Was vermag eine psychodynamische Therapie am Lebensende? Sicher ist ein gelassenes Sterben nicht das ausschließliche Therapieziel. Vielleicht „wird sich die therapeutische Arbeit auf die Möglichkeiten, das bevorstehende, schon zur Gegenwart werdende Lebensende aushalten zu können, auswirken“ (Küchenhoff, 2017, S. 88). Vielleicht sind einige Lebensthemen und -aufgaben noch einmal umkreist worden und es konnte noch einmal Entwicklung erfahren werden. Und sicher gehen auch wir Therapeuten ein Stück verändert aus dieser Arbeit hervor.

Literatur

Achenbach, G. B. (2010). *Zur Einführung der philosophischen Praxis.* Köln: Dinter.

Ainsworth, M. D. S., Blehar, M. S., Waters, S. & Wall, S. (1978). *Patterns of attachment. A psychological study of the strange situation.* Hillsdale, NJ: Lawrence Erlbaum.

Allen, J.G. (2013). *Restoring mentalizing in attachment relationships. Treating trauma with plain old therapy.* Washington, DC: American Psychiatric Publishing.

Allensbacher Archiv. (2009). *IfD-Umfrage 5265.* Allensbach am Bodensee: Institut für Demoskopie Allensbach.

Anneser, J. & Frick, E. (Hrsg.). (2021). *Psychosomatische Medizin und Palliative Care. Perspektiven und Ansätze aus multiprofessioneller Sicht.* Stuttgart: Kohlhammer.

Arbeitskreis OPD. (Hrsg.). (2014). *OPD-2 – Operationalisierte Psychodynamische Diagnostik. Das Manual für Diagnostik und Therapieplanung* (3., überarb. Aufl.). Bern: Huber.

Arnaboldi, P., Lucchiari, C., Santoro, L., Sangalli, C., Luini, A. & Pravettoni, G. (2014). PTSD symptoms as a consequence of breast cancer diagnosis: clinical implications. *SpringerPlus, 3,* 392. https://doi.org/10.1186/2193-1801-3-392

Barloewen, C. (1996). *Der Tod in den Weltkulturen und Weltreligionen.* München: Diederichs.

Barocka, A. (2018). Einsamkeit aus der Sicht des Psychotherapeuten. In T. Hax-Schoppenhorst (Hrsg.), *Das Einsamkeits-Buch. Wie Gesundheitsberufe einsame Menschen verstehen, unterstützen und integrieren können* (S. 123–131). Bern: Hogrefe.

Baumann, M. & Bünemann, B. (2020). *Musiktherapie in Hospizarbeit und Palliative Care.* München: Ernst Reinhardt.

Bausewein, C., Roller, S. & Voltz, R. (2015). *Leitfaden Palliative Medizin Palliative Care.* München: Elsevier.

Bausewein, C. & Simader, R. (2020). *99 Fragen an den Tod. Leitfaden für ein gutes Lebensende.* München: Droemer.

Baxter, G. (2010, May 6th). Surveying deathbed phenomena. Dr Una MacConville and Dr Regina McQuillan report on a recent study of a range of deathbed phenomena in an Irish hospice. *Irish Medical Times,* (6/2010).

Benjamin, J. (2019). *Anerkennung, Zeugenschaft und Moral. Soziale Traumata in psychoanalytischer Perspektive.* Gießen: Psychosozial-Verlag.

Bernstein, J. W. (2021). Die Spanische Grippe, Covid-19 und Sigmund Freud. Couch. *Zeitschrift des psychoanalytischen Seminars Innsbruck, 8,* 4–9.

Berthold, D. & Gramm, J. (2019). Transferarbeit: Psychotherapeutische Interventionen am Lebensende. *PiD – Psychotherapie im Dialog, 20*(1), 32–36. https://doi.org/10.1055/a-0644-6324

Berthold, D., Gramm, J., Gaspar, M. & Sibelius, U. (Hrsg.). (2017). *Psychotherapeutische Perspektiven am Lebensende.* Göttingen: Vandenhoeck & Ruprecht.

Beutel, M. E. (2016). Psychodynamische Interventionen bei Krebspatienten. In A. Mehnert & U. Koch (Hrsg.), *Handbuch Psychoonkologie* (S. 536–545). Göttingen: Hogrefe.

Beutel, M.E., Doering, S., Leichsenring, F. & Reich, G. (2020). *Psychodynamische Psychotherapie. Störungsorientierung und Manualisierung in der therapeutischen Praxis* (2., überarb. Aufl.). Göttingen: Hogrefe. https://doi.org/10.1026/02939-000

Biermann, C. (2008). Psychoanalytiker und Tod. *Psychotherapie im Alter, 5*(2), 183–200.

Bion, W. (1962). *Learning from experience.* London: Karnac.

Bion, W. (2002). Anmerkungen zu Erinnerung und Wunsch. In E. B. Spillius (Hrsg.), *Melanie Klein heute. Entwicklungen in Theorie und Praxis. Band 2: Anwendungen* (S. 22–27). Stuttgart: Klett-Cotta.

Böhme, R. (2020). *Human Touch. Warum körperliche Nähe so wichtig ist.* München: C.H. Beck.

Böhme, R. (2021). Nähe und Berührungsmangel in Coronazeiten. *Psychotherapie in Politik und Praxis,* (01/2021), 14–15.

Bohn, C. (2018). Einsamkeit und Scham – Ein leidvolles Geschwisterpaar. In T. Hax-Schoppenhorst (Hrsg.), *Das Einsamkeits-Buch. Wie Gesundheitsberufe einsame Menschen verstehen, unterstützen und integrieren können* (S. 132–139). Bern: Hogrefe.

Boothe, B. (2014). „...wenn ich auf das Ende sehe" – Wieviel Zeit bis zum Tod?. In H. Hierdeis (Hrsg.), *Wie hältst du's mit dem Tod? Erfahrungen und Reflexionen in der Psychoanalyse* (S. 223–347). Göttingen: Vandenhoeck & Ruprecht.

Boothe, B. & Frick, E. (2017). *Spiritual Care. Über das Leben und Sterben.* Zürich: Orell Füssli.

Borasio, G. D. (2012). *Über das Sterben. Was wir wissen, was wir tun können, wie wir uns darauf einstellen.* München: C.H. Beck.

Bormann, F.-J. & Borasio, G. D. (2012). Vorwort. In F.-J. Bormann & G. D. Borasio (Hrsg.), *Sterben. Dimensionen eines anthropologischen Grundphänomens* (S. I-II). Berlin: De Gruyter.

Boshammer, S. (2020). *Die zweite Chance. Warum wir (nicht alles) verzeihen sollten.* Hamburg: Rowohlt.

Bovensiepen, G. (2019). *Die Komplextheorie. Ihre Weiterentwicklungen und Anwendungen in der Psychotherapie.* Stuttgart: Kohlhammer.

Bowlby, J. (1994). *Verlust. Trauer und Depression.* Frankfurt a. M.: Fischer.

Bowlby, J. (2006). *Bindung und Verlust. Band 1: Bindung.* München: Ernst Reinhardt.

Boyle, P.A., Buchmann, A., Barnes, L. & Bennett, D. (2010). Effect of a Purpose in Life on Risk of Incident Alzheimer Disease and Mild Cognitive Impairment in Community-Dwelling Older Persons. *Archives of General Psychiatry, 67*(3), 304–310. https://doi.org/10.1001/archgenpsychiatry.2009.208

Brachtendorf, J. (2012). Sterben – ein anthropologischer Grundkonflikt sui generis? In F.-J. Bormann & G. D. Borasio (Hrsg.), *Sterben. Dimensionen eines anthropologischen Grundphänomens* (S. 257–270). Berlin: De Gruyter.

Breitbart, W. & Poppito, S. (2014). *Individual Meaning-Centered Psychotherapy for Patients with Advanced Cancer. A Treatment Manual.* Oxford: Oxford University Press.

Breitbart, W., Rosenfeld, B., Hayley Pessin, H., Kaim, M., Funesti-Esch, J., Galietta, M. & Brescia, R. (2000). Depression, Hopelessness, and Desire for Hastened Death in Terminally Ill Patients With Cancer. *JAMA, 284*(22), 2907–2911. https://doi.org/10.1001/jama.284.22.2907

Broda, M. & Wilms, B. (2019). Ist Sterben krankheitswertig? Zur Rolle von Psychotherapie am Lebensende. *PiD – Psychotherapie im Dialog, 20*(1), 61–66. https://doi.org/10.1055/a-0644-6456

Bundesverband der Vertragspsychotherapeuten e.V. (2020). *Praxistestament* [Broschüre]. Berlin: Autor.

Burda, G. (2012). *Formate der Seele. Erkenntnistheoretische Grundlagen und ethische Implikationen der Allgemeinen Psychotherapiewissenschaft*. Münster: Waxmann.

Burkert, U. & Hierdeis, H. (2017). Psychoanalyse. Halt geben und loslassen oder: Sterben als Verdichtung. In D. Berthold, J. Gramm, M. Gaspar & U. Sibelius (Hrsg.), *Psychotherapeutische Perspektiven am Lebensende* (S. 279–298). Göttingen: Vandenhoeck & Ruprecht.

Charmaz, K. (2008). Grounded Theory as an emergent method. In S. N. Hesse-Biber & P. Leavy (Eds.), *Handbook of emergent methods* (pp. 155–170). New York: Guilford.

Carstensen, L. (2006). The Influence of a Sense of Time on Human Development. *Science, 312,* 1913–1915. https://doi.org/10.1126/science.1127488

Caruso, I. A. (2001). *Die Trennung der Liebenden. Eine Phänomenologie des Todes.* Wien: Turia & Kant.

Cline, S. (1997). *Frauen sterben anders. Wie wir im Leben den Tod bewältigen.* Köln: Lübbe.

de M'Uzan, M. (1977). Die Arbeit am Übergang. In M. de M'Uzan (Hrsg.), *Depersonalisation und Kreativität* (S. 75–91). Gießen: Psychosozial-Verlag.

de M'Uzan, M. (1996). Der Tod gesteht nie. In M. de M'Uzan (Hrsg.), *Identität und Tod* (S. 223–23). Gießen: Psychosozial-Verlag.

Deutscher Hospiz- und PalliativVerband. (2012). *Erfahrungen mit dem Sterben eines nahestehenden Menschen* [Broschüre]. Berlin: Autor.

Dorn, T. (2021a). *Trost. Briefe an Max.* München: Penguin.

Dorn, T. (2021b). Todesvermeidung um jeden Preis bringt uns in eine existenzielle Aporie. *Philosophie Magazin,* (3/2021), 32–35.

Dorst, B. & Vogel, R. T. (Hrsg.). (2014). *Aktive Imagination. Schöpferisch leben aus inneren Bildern.* Stuttgart: Kohlhammer.

Dorst, B. (2017). Analytische Psychologie. „Den Tod als Ziel sehen" (C. G. Jung). In D. Berthold, J. Gramm, M. Gaspar & U. Sibelius (Hrsg.), *Psychotherapeutische Perspektiven am Lebensende* (S. 87–106). Göttingen: Vandenhoeck & Ruprecht.

Dorst, B. (2021). *Therapeutisches Arbeiten mit Symbolen.* Stuttgart: Kohlhammer.

Dott, P. (2014). Ernsthafte Erkrankung im Psychotherapeuten – Eine explorative Studie. *Psyche, 68,* 489–515.

Dott, P. (2018). *Todesangst und posttraumatisches Selbst.* Gießen: Psychosozial-Verlag.

Eissler, K. (1977). *Der sterbende Patient. Zur Psychologie des Todes.* Stuttgart-Bad Cannstatt: frommann-holzboog.

Elias, N. (1990). *Über die Einsamkeit der Sterbenden in unseren Tagen.* Frankfurt a.M.: Suhrkamp.

Engelke, E. (2012). *Gegen die Einsamkeit Sterbenskranker. Wie Kommunikation gelingen kann.* Freiburg i. Br.: Lambertus.

Erikson, E. H. (2020). *Identität und Lebenszyklus. Drei Aufsätze* (29. Aufl.). Frankfurt a.M.: Suhrkamp (Original erschienen 1959: *Identity and the life cycle*).

Erlbruch, W. (2007). *Ente, Tod und Tulpe.* München: Kunstmann.

Ermann, M. & Waldvogel, B. (2008). Psychodynamische Psychotherapie – Grundlagen und klinische Anwendungen. In H. J. Möller, G. Laux & H. P. Kapfhammer (Hrsg.), *Psychiatrie und Psychotherapie* (3. Aufl., S. 819–859). Berlin: Springer.

Fegg, M. (2006). Sinn von Psychotherapie am Lebensende. *Zeitschrift für Palliativmedizin, 7*(03), V4_10. https://doi.org/10.1055/s-2006-954094

Fegg, M. (2012). Lebenssinn am Lebensende. In F.-J. Bormann & G. D. Borasio (Hrsg.), *Sterben. Dimensionen eines anthropologischen Grundphänomens* (S. 65–81). Berlin: De Gruyter.

Fegg, M., Wasner, M., Neudert, C. & Borasio, G. (2005). Personal values and individual quality of life in palliative care patients. *Journal of Pain and Symptom Management, 30*(2), 154–159. https://doi.org/10.1016/j.jpainsymman.2005.02.012

Fegg, M. J., Kramer, M., Bausewein, C. & Borasio, G. D. (2007). Meaning in Life in the Federal Republic of Germany: results of a representative survey with the Schedule for Meaning in Life Evaluation (SMiLE). *Health and Quality of Life Outcomes*, 5, Art. No. 59.

Fehn, S. & Fringer, A. (2018). Einsames Sterben. In T. Hax-Schoppenhorst (Hrsg), *Das Einsamkeits-Buch. Wie Gesundheitsberufe einsame Menschen verstehen, unterstützen und integrieren können* (S. 209–215). Bern: Hogrefe.

Fenwick, P. & Brayne, S. (2010). End-of-life Experiences: Reaching Out for Compassion, Communication, and Connection-Meaning of Deathbed Visions and Coincidences. *American Journal of Hospice and Palliative Medicine, 28*(1), 7–15. https://doi.org/10.1177/1049909110374301

Frankl, V. (2015). *Das Leiden am sinnlosen Leben. Psychotherapie für heute.* Freiburg i. Br.: Kreuz.

Franz, M.-L. von (1978). *Spiegelungen der Seele. Projektion und innere Sammlung.* Stuttgart: Kreuz.

Franz, M.-L. von (1980). C. G. Jungs Auffassung von Alter und Tod und ihre Bedeutung für die analytische Therapie alter Menschen. In H. Petzold & E. Bubolz (Hrsg.), *Psychotherapie mit alten Menschen* (S. 131–143). Paderborn: Junfermann.

Franz, M.-L. von (1984). Archetypische Erfahrungen in der Nähe des Todes. In M.-L. von Franz, L. Frey-John & A. Jaffé, *Im Umkreis des Todes* (S. 97–135). Zürich: Daimon.

Franz, M.-L. von (2001). *Traum und Tod. Was uns die Träume Sterbender sagen.* Krummwisch: Königsfurt.

Franz, M.-L. von, Frey-John, L. & Jaffé, A. (1994). *Erfahrungen mit dem Tod.* Freiburg i. Br.: Herder.

Frede, U. (2019). „Endlich spricht der Tod: Genug" – Umgang mit Tod und Begrenzung in der Psychotherapie. *PiD – Psychotherapie im Dialog, 20*(1), 20–26. https://doi.org/10.1055/a-0644-6376

Freud, S. (1909/2000). Bemerkungen über einen Fall von Zwangsneurose. In *Gesammelte Werke Studienausgabe* (Bd. 7, S. 31–104). Frankfurt a. M.: Fischer.

Freud, S. (1912/2000). Ratschläge für den Arzt bei der psychoanalytischen Behandlung. In *Gesammelte Werke Studienausgabe* (Ergänzungsband, S. 167–180). Frankfurt a. M.: Fischer.

Freud, S. (1915/2000). Zeitgemäßes über Krieg und Tod. In *Gesammelte Werke Studienausgabe* (Bd. 9, S. 33–60). Frankfurt a. M.: Fischer.

Freud, S. (1920/2000). Jenseits des Lustprinzips. In *Gesammelte Werke Studienausgabe* (Bd. 8, S. 1–69). Frankfurt a. M.: Fischer.

Freud, S. (1923). Das Ich und das Es. In *Gesammelte Werke Studienausgabe* (Bd. 3, S. 273–330). Frankfurt a. M.: Fischer.

Freud, S. (1926). Hemmung, Symptom und Angst. In *Gesammelte Werke Studienausgabe* (Bd. 6, S. 227–310). Frankfurt a. M.: Fischer.

Freud (1938/2000). Abriss der Psychoanalyse. In *Gesammelte Werke Studienausgabe* (Bd. 17, S. 63–138). Frankfurt a. M.: Fischer.

Freud, S. (1960). *Briefe 1873–1939*. Frankfurt a. M.: Fischer.

Freud, S. (1968). *Briefe 1873–1939* (2., erw. Aufl.). Frankfurt a. M.: Fischer.

Freud, S. (1986). *Briefe an Wilhelm Fließ*. Frankfurt a. M.: Fischer.

Frick, E. (2017). Sterbetrauer beginnt mitten im Leben. In E. Frick & R. T. Vogel (Hrsg.), *Den Abschied vom Leben verstehen. Psychoanalyse und Palliative Care* (2., aktual. u. erw. Aufl., S. 30–45). Stuttgart: Kohlhammer.

Frick, E. (2019). Spirituelle Anamnese. In T. Roser (Hrsg.), *Handbuch der Krankenhausseelsorge* (S. 291–300). Göttingen: Vandenhoeck & Ruprecht.

Frick, E. & Roser, T. (2009). Vorwort. In E. Frick & T. Roser (Hrsg.), *Spiritualität und Medizin. Gemeinsame Sorge für den kranken Menschen* (S. 9–10). Stuttgart: Kohlhammer.

Fritzsche, K. & Campagnolo, I. (2018). Der unheilbare und sterbende Patient und seine Angehörigen. In W. Söllner (Hrsg.), *Kranker Körper – kranke Seele. Psychotherapie mit körperlich Kranken* (S. 115–127). Berlin: Springer.

Früh, S. (Hrsg.). (2018). *Märchen von Tod und neuem Leben. Zum Erzählen und Vorlesen.* Krummwisch: Königsfurt-Urania.

Gerstorf, D., Hoppmann, C. A., Löckenhoff, C. E., Infurna, F. J., Schupp, J., Wagner, G. G. & Ram, N. (2016). Terminal Decline in Well-Being: The Role of Social Orientation. *Psychology and Aging, 31*(2), 149–165. https://doi.org/10.1037/pag0000072

Gerstorf, D. & Ram, N. (2013). Inquiry into terminal decline: Five objectives for future study. *The Gerontologist, 53*, 727–737. https://doi.org/10.1093/geront/gnt046

Gödde, G. & Zirfas, J. (2016). *Therapeutik und Lebenskunst. Eine philosophisch-psychologische Grundlegung.* Gießen: Psychosozial-Verlag. https://doi.org/10.30820/9783837968088

Gontard, A. von (2013). *Spiritualität von Kindern und Jugendlichen. Allgemeine und psychotherapeutische Aspekte.* Stuttgart: Kohlhammer.

Grant, P., Wright, S.W., Depner, R. & Luczkiewicz, D. (2014). The significance of end-of-life dreams and visions. *Nursing Times, 110*(28), 22–24.

Grom, B. (2009). Spiritualität – die Karriere eines Begriffs: eine religionspsychologische Perspektive. In E. Frick & T. Roser (Hrsg.), *Spiritualität und Medizin. Gemeinsame Sorge für den kranken Menschen* (S. 12–17). Stuttgart: Kohlhammer.

Gronemeyer, R. (2007). *Sterben in Deutschland. Wie wir dem Tod wieder einen Platz in unserem Leben einräumen können.* Frankfurt a. M.: Fischer.

Grossmann, K. E. & Grossmann K. (Hrsg.). (2003). *Bindung und menschliche Entwicklung. John Bowlby, Mary Ainsworth und die Grundlagen der Bindungstheorie.* Stuttgart: Klett-Cotta.

Gruber, H. & Reichelt, S. (Hrsg.). (2013). *Kunsttherapie in der Palliativmedizin.* Berlin: EBVerlag.

Han, B. C. (1998). *Todesarten. Philosophische Untersuchungen zum Tod.* Paderborn: Wilhelm Fink.

Hanselitsch, W. (2006). *Seele, Tod und Jenseits. Antiker Grundriss, historische Ansichten und aktuelle Details zu Tirol und Österreich.* Münster: LIT.

Harvey, A., Watkins, E., Mansell, W. & Shafran, R. (2004). *Cognitive behavioral process across psychological disorders. A transdiagnostic approach to research and treatment.* Oxford: Oxford University Press.

Heidegger, M. (2006). *Sein und Zeit.* Berlin: De Gruyter.

Heimerl, K. (2007). Bedürfnisse von Patientinnen und Bewohnerinnen am Lebensende. In C. Knipping (Hrsg.), *Lehrbuch Palliative Care* (S. 131–138). Bern: Hans Huber.

Hell, D. (2018). *Lob der Scham.* Gießen: Psychosozial-Verlag.

Heller, A. (2000). Sterbebegleitung und Bedingungen des Sterbens. In A. Heller, K. Heller & C. Metz (Hrsg.), *Kultur des Sterbens. Bedingungen für das Lebensende gestalten* (S. 35–68). Freiburg i. Br.: Lambertus.

Heller, A. & Schwartz, I. (2000). Widersprüche der Psycho- bzw. Thanatotherapie. In A. Heller, K. Heller & C. Metz (Hrsg.), *Kultur des Sterbens. Bedingungen für das Lebensende gestalten* (S. 69–79). Freiburg i. Br.: Lambertus.

Hepp, H. (2011). An der Grenze des Lebens. Sterbe-„Hilfe" – Lebenshilfe. In L. Brandl, R. Jehl & B. Schönewald (Hrsg.), *Was Menschen bewegt. Gedanken zu Leben und Tod in Religion, Philosophie und Kunst* (S. 45–57). Regensburg: Schnell & Steiner.

Herrschbach, P., Berg, P., Waadt, S., Duran, G., Engst-Hastreiter, U., Henrich, G. et al. (2010). Group psychotherapy of dysfunctional fear of progression in patients with chronic arthritis or cancer. *Psychotherapy and Psychosomatics, 79*, 31–38. https://doi.org/10.1159/000254903

Hesse-Biber, S. N. & Leavy, P. (Eds.). (2006). *Emergent Methods in Social Research.* Thousand Oaks, CA: Sage.

Hierdeis, H. (2014). Einleitung. In H. Hierdeis (Hrsg.), *Wie hältst du's mit dem Tod? Erfahrungen und Reflexionen in der Psychoanalyse* (S. 7–33). Göttingen: Vandenhoeck & Ruprecht.

Hillman, J. (2001). *Vom Sinn des langen Lebens. Wir werden, was wir sind.* München: Kösel.

Hirsch, M. (1997). *Schuld und Schuldgefühl. Zur Psychoanalyse von Trauma und Introjekt.* Gießen: Psychosozial-Verlag.

Hirsch, M. (Hrsg.). (2002). *Der eigene Körper als Symbol? Der Körper in der Psychoanalyse von heute.* Gießen: Psychosozial-Verlag.

Hloucal, T.M., Petersen, Y., Frick, E., Buchheim, A. & Bettenbrock, B. (2012). Bindungstheorie in der Palliativmedizin – Auswirkungen standardisierter Behandlungsdiagnostik mit dem Adult Attachement Picture System auf die psychische Befindlichkeit des Patienten. *Zeitschrift für Palliativmedizin, 13*(3), 142–148. https://doi.org/10.1055/s-0032-1304857

Holzhey-Kunz, A. (2014). *Daseinsanalyse. Der existenzphilosophische Blick auf seelisches Leiden und seine Therapie.* Wien: Facultas-WUV.

Hopf, A. (2019). Bewegung im Bild – Zu den Künstlerischen Therapien am Lebensende. In T. Schopperth, C. Franzkoch, A. Werner & T. Vollmer (Hrsg), *Psychoonkologie – Sterben und Tod zwischen Müssen und Wollen* (S. 41–48). Lengerich: Pabst Science Publishers.

Hülür, G., Nilam, R. & Gerstorf, D. (2018). Terminal Decline. In M. H. Bornstein (Ed.), *The SAGE Encyclopedia of Lifespan Human Development* (pp. 2231–2232). Thousand Oaks, CA: Sage.

Jaffé, A. (1984). Der Tod in der Sicht von C. G. Jung. In M.-L. von Franz, L. Frey-John & A. Jaffé, *Im Umkreis des Todes* (S. 11–27). Zürich: Daimon.

Jaenicke, C. (2006). *Das Risiko der Verbundenheit – Intersubjektivitätstheorie in der Praxis.* Stuttgart: Klett-Cotta.

Jaspers, K. (1971). *Psychologie der Weltanschauungen* (6. Aufl.). Berlin: Springer.

Jaspers, K. (1999). *Der Arzt im technischen Zeitalter. Technik und Medizin. Arzt und Patient. Kritik der Psychotherapie.* München: Piper.

Jong, J., Ross, R., Philip, T., Chang, S. H., Simons, N. & Halberstadt, J. (2018). The religious correlates of death anxiety: a systematic review and meta-analysis. *Religion, Brain & Behavior, 8*(1), 4–20. https://doi.org/10.1080/2153599X.2016.1238844

Joraschky, P. (2018). Geleitwort. In W. Söllner (Hrsg.), *Kranker Körper – kranke Seele. Psychotherapie mit körperlich Kranken* (S. V-VII). Berlin: Springer.

Julião, M., Antunes, B., Nunes, B., Sobral, M. A., Chaves, P., Runa, D. & Bruera, E. (2020). Measuring Total Suffering and Will to Live in an Advanced Cancer Patient Using a

Patient-Centered Outcome Measure: A Follow-Up Case Study. *Journal of Palliative Medicine, 23*, 733–737. https://doi.org/10.1089/jpm.2019.0137

Jung, C. G. (1913/1995). Versuch einer Darstellung der psychoanalytischen Theorie. In *Gesammelte Werke* (Bd. 4, § 203–523). Solothurn: Walter.

Jung, C. G. (1924a/1995). Analytische Psychologie und Erziehung. In *Gesammelte Werke* (Bd. 17, § 127–229). Solothurn: Walter.

Jung, C. G. (1924b/1995). *Symbole der Wandlung.* Solothurn: Walter.

Jung, C. G. (1926/1995). Geist und Leben. In *Gesammelte Werke* (Bd. 8, § 601–648). Solothurn: Walter.

Jung, C. G. (1929/1995). Die Probleme der modernen Psychotherapie. In *Gesammelte Werke* (Bd. 16, § 114–174). Solothurn: Walter.

Jung, C. G. (1930/1995). Die Lebenswende. In *Gesammelte Werke* (Bd. 8, § 749–795). Solothurn: Walter.

Jung, C. G. (1934a/1995). Die Beziehungen zwischen dem Ich und dem Unbewussten. In *Gesammelte Werke* (Bd. 7, § 202–510). Solothurn: Walter.

Jung, C. G. (1934b/1995). Seele und Tod. In *Gesammelte Werke* (Bd. 8, § 796–814). Solothurn: Walter.

Jung, C. G. (1946/1995). Psychotherapie und Weltanschauung. In *Gesammelte Werke* (Bd. 16, § 175–191). Solothurn: Walter.

Jung, C. G. (1972). *Briefe* (Bd. 2). Olten: Walter.

Jung, C. G. (2009). *Erinnerungen, Träume, Gedanken* (aufgezeichnet und hrsg. von Aniela Jaffé). Düsseldorf: Patmos.

Jung, C. G. (2021). *Die Psychologie des Kundalini-Yoga. Nach Aufzeichnungen des Seminars 1932* (hrsg. von S. Shamdasani). Ostfildern: Patmos.

Junkers, C. (Hrsg.). (2018). *Die leere Couch. Der Abschied von der Arbeit als Psychoanalytiker.* Gießen: Psychosozial-Verlag.

Kaasa, S. & Loge, J. H. (2003). Quality of life in palliative care: principles and practice. *Palliative Medicine, 17*, 11–20. https://doi.org/10.1191/0269216303pm662ra

Kahl, J. (2018). Kleine Philosophie der Einsamkeit. In T. Hax-Schoppenhorst (Hrsg), *Das Einsamkeits-Buch. Wie Gesundheitsberufe einsame Menschen verstehen, unterstützen und integrieren können* (S. 140–144). Bern: Hogrefe.

Kahr, B. (1996). *D. W. Winnicott. A Biographical Portrait.* Madison, CT: International Universities Press.

Kast, V. (Hrsg.). (2003). *Diese vorüberrauschende blaue einzigartige Welt*. Zürich: Peno.

Kast, V. (2007). Zur Bedeutung der Freudenbiographie im Alter. *Psychotherapie im Alter, 4*(2), 89–102.

Kast, V. (2010). *Was wirklich zählt ist das gelebte Leben. Die Kraft des Lebensrückblicks.* Freiburg i. Br.: Kreuz.

Kast, V. (2017). Abschiedlich existieren – sich einlassen und loslassen. In E. Frick & R. T. Vogel (Hrsg.), *Den Abschied vom Leben verstehen. Psychoanalyse und Palliative Care* (2., aktual. u. erw. Aufl., S. 105–117). Stuttgart: Kohlhammer.

Khan, L., Wong, R. & Li, M. (2010). Maintaining the Will to Live of Patients with Advanced Cancer. *The Cancer Journal, 16*, 524–531. https://doi.org/10.1097/PPO.0b013e3181f45b90

Kierkegaard, S. (1992). *Der Begriff Angst*. Ditzingen: Reclam. (Original erschienen 1844: *Begrebet Angest*)

Kindermann, L. S. (2012). *Eine einzelfallorientierte Interventionsstudie zur Wirkung imaginativer Übungen bei pflegebedürftigen alten Menschen. Quantitative und qualitative Analyse* (Masterarbeit). Universität Klagenfurt.

Kernberg, O. F. (2014). *Liebe und Aggression. Eine unzertrennliche Beziehung.* Stuttgart: Schattauer.

Kerr, C., Donnelly, J. P., Wright, S. T., Kuszczak, S. M., Banas, A., Grant, P. C. & Luczkiewicz, D. L. (2014). End-of-life dreams and visions: A longitudinal study of hospice patients' experiences. *Journal of Palliative Medicine, 17*, 296–303. https://doi.org/10.1089/jpm.2013.0371

Kissane, D. W., Clarke, D. M. & Street, A. F. (2001). Demoralization syndrome – a relevant psychiatric diagnosis for palliative care. *Journal of Palliative Care, 17*(1), 12–21. https://doi.org/10.1177/082585970101700103

Kissane, D. W., McKenzie, M., Bloch, S., Moskowitz, C., McKenzie, D. P. & O'Neill, I. (2006). Family focused grief therapy: A randomized, controlled trial in palliative care and bereavement. *American Journal of Psychiatry, 163*, 1208–1218. https://doi.org/10.1176/ajp.2006.163.7.1208

Klein, M. (1975). *Gesammelte Schriften* (Bd. 3). Stuttgart-Bad Cannstatt: frommann-holzboog.

Koch, U. & Schmeling, C. (1982). *Betreuung von Schwer- und Todkranken.* München: Urban & Schwarzenberg.

Kohut, H. (1971). *Die Heilung des Selbst.* Frankfurt a. M.: Suhrkamp.

Kohut, H. (1977). *Narzißmus. Eine Theorie der psychoanalytischen Behandlung narzißtischer Persönlichkeitsstörungen.* Frankfurt a. M.: Suhrkamp.

Kojer, M. (Hrsg.). (2021). *Alt, krank und verwirrt. Einführung in die Praxis der Palliativen Geriatrie.* Stuttgart: Kohlhammer.

König, K. (1997). *Abwehrmechanismen.* Göttingen: Vandenhoeck & Ruprecht.

Korosidis, D. (2021). *Psychodynamik des Todes bei Kindern und Jugendlichen.* Stuttgart: Kohlhammer.

Kortum, R., Koch, S. & Gruber, H. (2017). Kunsttherapie in der Palliativversorgung. Ein narratives Review. Teil 1: Forschungsstand. *Zeitschrift für Komplementärmedizin, 09*(06), 52–60. https://doi.org/10.1055/s-0043-121402

Kristeva, J. (2014). *Das unglaubliche Bedürfnis zu glauben.* Gießen: Psychosozial-Verlag.

Küchenhoff, J. (2017). Takt und Offenheit. In S. Peng-Keller (Hrsg.), *Bilder als Vertrauensbrücken. Die Symbolsprache Sterbender verstehen* (S. 87–104). Berlin: De Gruyter.

Küchenhoff, J. (2020). Die Arbeit im und am Unheimlichen: Die Coronakrise und die psychoanalytische Kur. *Forum der Psychoanalyse, 35*, 361–171. https://doi.org/10.1007/s00451-020-00407-4

Laimböck, A. (2015). *Die Szene verstehen. Die psychoanalytische Methode in verschiedenen Settings.* Frankfurt a. M.: Brandes & Apsel.

Lamothe, R. (2014). Winnicott and Helplessness: Developmental Theory, Religion, and Personal Life. *The Psychoanalytic Quarterly, 83*, 871–896. https://doi.org/10.1002/j.2167-4086.2014.00125.x

Längle, A. & Holzhey-Kunz, A. (2008). *Existenzanalyse und Daseinsanalyse.* Wien: UTB.

Laplanche, J. (2014). *Leben und Tod in der Psychoanalyse.* Gießen: Psychosozial-Verlag. (Original erschienen 1970: *Vie et mort en psychoanalyse*)

Lehner, E. (2011). Psychotherapie mit Schwerkranken und Sterbenden im Rahmen von Palliative Care. *Psychotherapie Wissenschaft, 1*(3), 169–176.

Lehner, E. & Reitinger, E. (2013). Genderkompetenz in Palliative Care und im Pflegeheim. *Pflegenetz, 5*, 4–7.

Leitlinienprogramm Onkologie der Arbeitsgemeinschaft der Wissenschaftlichen Medizinischen Fachgesellschaften e. V. (AWMF), Deutschen Krebsgesellschaft e. V. (DKG) und Deutschen Krebshilfe (DKH). (Hrsg.). (2020). *Erweiterte S3-Leitlinie Palliativmedizin für*

Patienten mit einer nicht-heilbaren Krebserkrankung. Langversion 2.2. Verfügbar unter: https://www.leitlinienprogramm-onkologie.de/leitlinien/palliativmedizin/

Leuteritz, A. (1993). Rezeptive Kunsttherapie. In P. Baukus & J. Thies (Hrsg.), *Aktuelle Tendenzen der Kunsttherapie* (S. 182–188). Stuttgart: Fischer.

Levy, K., Grant, P. C., Depner, R. M., Byrwa, D. J., Luczkiewicz, D. L. & Kerr, C. W. (2020). End-of-Life Dreams and Visions and Posttraumatic Growth: A Comparison Study. *Journal of Palliative Medicine, 23,* 319–324. https://doi.org/10.1089/jpm.2019.0269

Li, M., Fitzgerald, P. & Rodin, G. (2012). Evidence-based treatment of depression in patients with cancer. *Journal of Clinical Oncology, 30,* 1187–1196. https://doi.org/10.1200/JCO.2011.39.7372

Lindner, R., Goldblatt, M., Briggs, S. & Teising, M. (2021). Todeswünsche am Ende des Lebens: Häufig ambivalent. *Deutsches Ärzteblatt PP, 6,* 263–264.

Linnemann, G. (2005). Sterben Männer anders? *Sozial Extra, 29*(10), 16–18. https://doi.org/10.1007/s12054-005-0107-x

Mahler, M., Pine, F. & Bergmann, A. (2008). *Die psychische Geburt des Menschen. Symbiose und Individuation.* Stuttgart: Fischer.

Maier, C. (2014). Bion und C. G. Jung. Wie fand das Modell „container-contained" seinen Denker? Über das Schicksal einer Kryptomnesie. *Forum der Psychoanalyse, 30,* 157–178. https://doi.org/10.1007/s00451-014-0177-0

Marinoff, L. (2005). *Bei Sokrates auf der Couch. Philosophie als Medizin für die Seele.* München: dtv.

Marquard, O. (2007). *Skepsis in der Moderne.* Ditzingen: Reclam.

May, R. (1983). *The Discovery of Being. Writings in Existential Psychology.* New York: Norton.

Mayer, P. & Wasner, M. (2019). Sterbeprozess: Wissenschaftliche Grundlagen. In G. Huber & C. Casagrande (Hrsg.), *Sterben begleiten. Interdisziplinäre und naturheilkundliche Konzepte* (S. 28–32). Stuttgart: Thieme.

McClain, C. S., Rosenfeld, B. & Breitbart, W. (2003). Effect of Spiritual Well-Being on End-of-Life Despair in Terminally-Ill Cancer Patients. *Lancet, 361*(9369), 1603–1607. https://doi.org/10.1016/S0140-6736(03)13310-7

Meier, I. (2017). *Komplexe und Dissoziationen. Weiterentwicklung von Theorie und Praxis der Analytischen Psychologie.* Frankfurt a. M.: Brandes & Apsel.

Mills, M. A. & Coleman, P. G. (2002). Lebensrückblicksinterventionen bei älteren Menschen. Ein psychodynamischer Ansatz. In A. Maercker (Hrsg.), *Alterspsychotherapie und klinische Gerontopsychologie* (S. 359–376). Berlin: Springer.

Montaigne, M. E. (1976). *Essais.* Frankfurt a. M.: Eichborn. (Originale erschienen 1580 und 1588: *Essais*)

Mönter, N., Heinz, A. & Utsch, M. (2020). *Religionssensible Psychotherapie und Psychiatrie. Basiswissen und Praxiserfahrungen.* Stuttgart: Kohlhammer.

Morbitzer, L. (2018). Laios und Lord Voldemort. Rebellion gegen die Endlichkeit. In B. Unruh, I. Moeslein-Teising & S. Walz-Pawlita (Hrsg.), *Rebellion gegen die Endlichkeit* (S. 95–110). Gießen: Psychosozial-Verlag.

Müller, J. J. (2018). *Bindung am Lebensende. Eine Untersuchung zum Bindungserleben von PalliativpatientInnen und HospizbewohnerInnen.* Gießen: Psychosozial-Verlag.

Müller, J. J. & Loetz, C. (2019). Die Bedeutung von Trost in der psychoanalytisch orientierten Sterbebegleitung – Oder: Was bleibt, wenn keine Zukunft ist. *Forum der Psychoanalyse, 35,* 149–161. https://doi.org/10.1007/s00451-019-00348-7

Münch, U., Gramm, J. & Berthold, D. (2016). Mehr als Psychotherapie. Psychologisches Arbeiten in Palliative Care. *PiD – Psychotherapie im Dialog, 17*(1), 81–85. https://doi.org/10.1055/s-0041-109273

Münk, C. (2014). *Philosophy your Life. Besser leben mit Philosophie.* Marburg: Tectum.

Neander, K.-D. (2021). *Empathische Kommunikation in der Palliativversorgung. Grundlagen und Hinweise für die Praxis.* Stuttgart: Kohlhammer.

Neumann, E. (1993). *Tiefenpsychologie und neue Ethik.* Frankfurt a. M.: Fischer.

Niederland, W. G. (1980). *Folgen der Verfolgung. Das Überlebenden-Syndrom, Seelenmord.* Frankfurt a. M.: Suhrkamp.

Nissim, R., Freeman, E., Lo, C., Zimmermann, C., Gagliese, L., Rydall, A. et al. (2012). Managing Cancer and Living Meaningfully (CALM): A qualitative study of a brief individual psychotherapy for individuals with advanced cancer. *Palliative Medicine, 26,* 713–721. https://doi.org/10.1177/0269216311425096

Noll, P. (2005). *Diktate über Sterben und Tod.* München: Piper.

Nosek, C. L., Kerr, C. W., Woodworth, J., Wright, S. T., Grant, P. C., Kuszczak, S. M. et al. (2015). End-of-Life Dreams and Visions: A Qualitative Perspective From Hospice Patients. *American Journal of Hospice and Palliative Medicine, 32*(3), 269–274. https://doi.org/10.1177/1049909113517291

O'Neil, M. K. (2013). Die Praxisverfügung. Eine ethische Verantwortung des Analytikers und seiner Profession. In G. Junkers (Hrsg.), *Die leere Couch. Der Abschied von der Arbeit als Psychoanalytiker* (S. 269–286). Gießen: Psychosozial-Verlag.

Pargament, K. I. (1997). *The Psychology of religion and coping. Theory, research, practice.* New York: Guilford.

Paul, K., Heuer, K. & Hanses, A. (2012). Sterben – Das Ende von Interaktionen in biographischen Selbstthematisierungen. In A. Hanses & K. Sander (Hrsg.), *Interaktionsordnungen – Gesundheit als soziale Praxis* (S. 259–277). Wiesbaden: Springer VS.

Peng-Keller, S. (2017a). Einleitung: Symbolsprachen Sterbender. In S. Peng-Keller (Hrsg.), *Bilder als Vertrauensbrücken. Die Symbolsprache Sterbender verstehen* (S. 1–16). Berlin: De Gruyter.

Peng-Keller, S. (2017b). *Sinnereignisse in Todesnähe. Traum- und Wachvisionen Sterbender und Nahtoderfahrungen im Horizont von Spiritual Care.* Berlin: De Gruyter. https://doi.org/10.1515/9783110539998

Pera, H. (1995). *Sterbende verstehen. Ein praktischer Leitfaden zur Sterbebegleitung.* Freiburg i. Br.: Herder.

Petersen, Y. & Hloucal, T. (2014). Feinfühligkeit als bindungsorientiertes Interventionskonzept in Palliative Care. In E. Frick & R. T. Vogel (Hrsg.), *Den Abschied vom Leben verstehen. Psychoanalyse und Palliative Care* (S. 13–19). Stuttgart: Kohlhammer.

Petersen, Y. & Köhler, L. (2006). Die Bindungstheorie als Basis psychotherapeutischer Interventionen in der Terminalphase. *Zeitschrift für Palliativmedizin, 7*(03), 12. https://doi.org/10.1055/s-2006-954201

Petzold, H. G. R. (1999). Das Selbst als Kunstwerk – Rezeptive Kunsttherapie und die heilende Kraft ästhetischer Erfahrung. *Kunst & Therapie, 1–2,* 105–145.

Pilgram-Frühauf, F. (2017). Symbolsprache von Menschen mit Demenz. In S. Peng-Keller (Hrsg.), *Bilder als Vertrauensbrücken. Die Symbolsprache Sterbender verstehen* (S. 45–63). Berlin: De Gruyter.

Poltrum, M. (2010). *Klinische Philosophie. Logos Ästhetikus und Philosophische Therapeutik.* Lengerich: Pabst Science Publishers.

Reddemann, L. (2017). Psychodynamisch Imaginative Traumatherapie. Würde und Trost als Schlüssel zur Selbstbegegnung. In D. Berthold, J. Gramm, M. Gaspar &

U. Sibelius (Hrsg.), *Psychotherapeutische Perspektiven am Lebensende* (S. 299–310). Göttingen: Vandenhoeck & Ruprecht.

Reddemann, L. (2019). *Schlussstücke, Gedanken über Vergänglichkeit und Tod.* Stuttgart: Klett-Cotta.

Reimer, C. (2015). *Suizidalität bei Krebspatienten und ihre Korrelate* (Inaugural-Dissertation). Würzburg: Julius Maximilians Universität.

Relph-Wikman, M. (1994). *An empirical investigation of death, dreams and the psyche among cancer patients.* San Diego, CA: ProQuest Dissertations Publishing.

Renz, M. (2005). *Zeugnisse Sterbender. Todesnähe als Wandlung und letzte Reifung* (3., überarb. u. erg. Aufl.). Paderborn: Junfermann.

Reuter, K. & Spiegel, D. (2016). *Psychische Belastungen bei Krebserkrankungen. Gruppentherapie nach dem supportiv-expressiven Ansatz.* Göttingen: Hogrefe.

Rhode-Dachser, C. (2021). *Was sich verändert und was bleibt. Psychoanalytische Beiträge über Vergänglichkeit, den Wunsch nach Unsterblichkeit und das Leben im Augenblick.* Gießen: Psychosozial-Verlag. https://doi.org/10.30820/9783837976953

Richter, G. (2008). *Texte 1961 bis 2007.* Köln: Verlag der Buchhandlung Walther König.

Riedel, C. (2017). *Psychological Care am Lebensende. Psychotherapie in der Sterbe- und Trauerbegleitung.* Stuttgart: Kohlhammer.

Rilke, R. M. (1950). *Briefe* (Hrsg. vom Rilke-Archiv in Weimar). Wiesbaden: Insel.

Rilke, R. M. (2013). *Gesammelte Werke.* Köln: Anaconda.

Rosenblatt, A., Greenberg, J., Solomon, S., Pyszcynski, T. & Lyon, D. (1989). Evidence for terror management theory: I. The effects of mortality salience on reactions to those who violate or uphold cultural values. *Journal of Personality and Social Psychology, 57*, 681–690. https://doi.org/10.1037/0022-3514.57.4.681

Roser, T. (2014). *Sexualität in Zeiten der Trauer. Wenn die Sehnsucht bleibt.* Göttingen: Vandenhoeck & Ruprecht.

Sacks, O. (2015). *Dankbarkeit.* Reinbek: Rowohlt.

Sandler, J. (2003). Über die Bindung an die inneren Objekte. *Forum der Psychoanalyse, 19*, 224–234 https://doi.org/10.1007/s00451-003-0171-4

Saunders, C. (1996). A personal therapeutic journey. *British Medical Journal, 313*, 1599–1601. https://doi.org/10.1136/bmj.313.7072.1599

Scheffler, S. (2015). *Der Tod und das Leben danach.* Berlin: Suhrkamp.

Schlegel, M. (2017). Kriterien wissenschaftlich begründeter Psychotherapie und Aspekte ihrer emanzipierenden säkularen Spiritualität. *Psychotherapie-Wissenschaft, 7*(1), 45–56.

Schmidt, W. (2016). *Das Leben Verstehen. Von den Erfahrungen eines philosophischen Seelsorgers.* Berlin: Suhrkamp.

Schmidt-Atzert, L. & Amelang, M. (2012). *Psychologische Diagnostik.* Heidelberg: Springer. https://doi.org/10.1007/978-3-642-17001-0

Schmidtbauer, W. (2003). *Der Mensch als Bombe. Eine Psychologie des neuen Terrorismus.* Reinbek: Rowohlt.

Schnell, T. (2016). *Psychologie des Lebenssinns.* Berlin: Springer. https://doi.org/10.1007/978-3-662-48922-2

Schöne-Seifert, B. (2020). *Beim Sterben helfen – dürfen wir das?* Berlin: J.B. Metzler. https://doi.org/10.1007/978-3-476-05654-2

Schöpf, A. (2014). *Philosophische Grundlagen der Psychoanalyse. Eine wissenschaftshistorische und wissenschaftstheoretische Analyse.* Stuttgart: Kohlhammer.

Schulz, R. (2019). *So sterben wir. Unser Ende und was wir darüber wissen sollten.* München: Piper.

Senf, B. & Maiwurm, P. (2019). Suizidalität in der Onkologie aus der Perspektive von Psychooonkologinnen. In T. Schopperth, C. Franzkoch, A. Werner & T. Vollmer (Hrsg), Psychoonkologie – Sterben und Tod zwischen Müssen und Wollen (S. 65–74). Lengerich: Pabst Science Publishers. In Schopperth, T., Franzkoch, C., Werner, A. & Vollmer, T. (Hrsg), *Psychoonkologie- Sterben und Tod zwischen Müssen und Wollen.*

Sitte, T. (2015). *Vorsorge und Begleitung für das Lebensende.* Berlin: Springer.

Smeding, R. (2012). Das Triptychon der Trauer. *die hospiz zeitschrift, 52*(2), 6–11.

Smith, D. C. & Mahler, M. F. (1993). Achieving a healthy death: The dying person's attitudinal contributions. *The Hospice Journal, 9,* 21–32. https://doi.org/10.1300/J011v09n01_03

Söllner, W. (2018a). Kranksein. In W. Söllner (Hrsg.), *Kranker Körper – kranke Seele. Psychotherapie mit körperlich Kranken* (S. 1–18). Berlin: Springer.

Söllner, W. (2018b). Bedürfnisse und Kompetenzen der Psychotherapeuten. In W. Söllner (Hrsg.), *Kranker Körper – kranke Seele. Psychotherapie mit körperlich Kranken* (S. 129–132). Berlin: Springer.

Solomon, S., Greenberg, J & Pyszczynski, T. (2004). The cultural animal: Twenty years of Terror Management Theory and research. In J. Greenberg, S. L. Koole & T. Pyszczynski (Eds.), *Handbook of experimental existential psychology* (pp. 13–34). New York: Guilford.

Spiegel, D., Bloom, J. R., Kraemer, H. C., Gottheil, E. (1989). Effect of psychosocial treatment on survival of patients with metastatic breast cancer. *Lancet, 8668,* 888–891. https://doi.org/10.1016/S0140-6736(89)91551-1

Spiegel-Rösing, I. & Petzold, H. (Hrsg.). (1984). *Die Begleitung Sterbender. Theorie und Praxis der Thanatotherapie. Ein Handbuch.* Paderborn: Junfermann.

Steinwede, D. & Först, D. (2005). *Die Jenseitsmythen der Menschheit.* Ostfildern: Patmos.

Stern, D. (2005). *Der Gegenwartsmoment. Veränderungsprozesse in Psychoanalyse, Psychotherapie und Alltag.* Frankfurt a. M.: Brandes & Apsel.

Stern, D. N., Hofer, L., Haft, W. & Dore, J. (1985). Affect Attunement: The sharing of feeling states between mother and infants by means of inter-modal fluency. In T. M. Field & N. A. Fox (Eds.), *Social Perception in Infants* (pp. 249–268). Norwood, NJ: Ablex.

Sternberger, D. (1981). *Über den Tod.* Frankfurt a. M.: Suhrkamp.

Storck, T. (2019). Zur Psychoanalyse des Alterns und Sterbens. *Forum der Psychoanalyse, 35,* 113–116. https://doi.org/10.1007/s00451-019-00342-z

Straub, J. (2019). *Das erzählte Selbst. Konturen einer interdisziplinären Theorie narrativer Identität. Ausgewählte Schriften. Band 2.* Gießen: Psychosozial-Verlag. https://doi.org/10.30820/9783837974430

Strauß, B. (2014). *Bindung.* Gießen: Psychosozial-Verlag.

Strupp, J., Hanke, G., Schippel, N., Pfaff, H., Karbach, U. & Rietz, C. (2018). Last Year of Life Study Cologne (LYOL-C). Protocol for a cross-sectional mixed methods study to examine care trajectories and transitions in the last year of life until death. *BMJ Open, 8*(4), e021211. https://doi.org/10.1136/bmjopen-2017-021211

Taureck, B. (2004). *Philosophieren. Sterben lernen?* Frankfurt a. M.: Suhrkamp.

Tausch-Flammer, D. & Bickel, L. (2000). *Wenn Kinder nach dem Sterben fragen. Ein Begleitbuch für Kinder, Lehrer und Erzieher.* Freiburg i. Br.: Herder.

Taylor, C. (2017). *Sterben. Eine Erfahrung.* Berlin: Allegria.

Teising, M (2018). Zwischen der Illusion der Unendlichkeit und der Anerkennung der Restlaufzeit. In B. Unruh, I. Moeslein-Teising & S. Walz-Pawlita (Hrsg.), *Rebellion gegen die Endlichkeit* (S. 187–198). Gießen: Psychosozial-Verlag.

Tiedemann, J. L. (2013). *Scham*. Gießen: Psychosozial-Verlag. https://doi.org/10.30820/9783837965858

Tkaczynska, Z., Fallgatter, A. J. (2021). Psychische Gesundheit, Angstzustände und Stress während der Covid-19-Pandmie. *Psychopharmakatherapie, 28*(4), 168–169.

Trachsel, M. (2018). (Hrsg.). *End of Life Care. Psychologische, ethische, spirituelle und rechtliche Aspekte der letzten Lebensphase*. Bern: Hogrefe.

Trachsel, M. & Maerker, A. (2016). *Lebensende, Sterben und Tod*. Göttingen: Hogrefe.

Trondalen, G. & Skarderud, F. (2007). Playing with Affects and the importance of „affect attunement". *Nordic Journal of Music Therapy, 16*(2), 100–111. https://doi.org/10.1080/08098130709478180

Tyrkas, V. (2017). „Wird Mama jetzt ein Engel?" Das kindliche Erleben von Trauer und Verlust in der therapeutischen Begleitung von Kindern sterbender Eltern aus entwicklungspsychologischer Perspektive. In E. Frick & R. T. Vogel (Hrsg.), *Den Abschied vom Leben verstehen. Psychoanalyse und Palliative Care* (2., aktual. u. erw. Aufl., S. 46–62). Stuttgart: Kohlhammer.

Unruh, B. (2017, September). *Eröffnungsrede*. Vortrag auf der 68. DGPT Jahrestagung, Weimar.

Utsch, M. (2005). *Religiöse Fragen in der Psychotherapie. Psychologische Zugänge zu Religiosität und Spiritualität*. Stuttgart: Kohlhammer.

Utsch, M. (2014). Spirituelle Suche und Sinngebung professionell begleiten. In M. Utsch, R. M. Bonelli & S. Pfeifer (Hrsg.), *Psychotherapie und Spiritualität. Mit existenziellen Konflikten und Transzendenzfragen professionell umgehen* (S. 211–213). Berlin: Springer.

Utsch, M. & Frick, E. (2015), Religiosität und Spiritualität in der Psychotherapie. *Psychotherapeut, 60,* 451–466. https://doi.org/10.1007/s00278-015-0052-5

Vogel, R. T. (2011). Psychotherapie auf Palliativstationen. *Psychotherapeut, 56,* 379–385. https://doi.org/10.1007/s00278-011-0858-8

Vogel, R. T. (2015a). *Das Dunkle im Menschen. Das Schattenkonzept der Analytischen Psychologie*. Stuttgart: Kohlhammer.

Vogel, R. T. (2015b). *Der Tod ist groß, wir sind die Seinen*. Ostfildern: Patmos.

Vogel, R. T. (2016a). Alchemie und Beziehung. Übertagung und Gegenübertragung in der Analytischen Psychologie. In G. Gödde & S. Stehle (Hrsg.), *Die therapeutische Beziehung in der psychodynamischen Psychotherapie* (S. 285–304). Gießen: Psychosozial-Verlag.

Vogel, R. T. (2016b). Tod und Sterben in der Psychotherapie. Auseinandersetzung mit einem allgegenwärtigen Thema. *PiD – Psychotherapie im Dialog, 17*(1), 76–79.

Vogel, R. T. (2016c). *C. G. Jung für die Praxis. Zur Integration jungianischer Methoden in psychotherapeutische Behandlungen*. Stuttgart: Kohlhammer.

Vogel, R. T. (2017). Selbst und Tod. In E. Frick & R. T. Vogel (Hrsg.), *Den Abschied vom Leben verstehen. Psychoanalyse und Palliative* Care (2., aktual. u. erw. Aufl., S. 79–104). Stuttgart: Kohlhammer.

Vogel, R. T. (2018). *Analytische Psychologie nach C. G. Jung*. Stuttgart: Kohlhammer.

Vogel, R. T. (2019a). Der Tod und die Psychotherapie. Schwierigkeiten und Chancen eines nahen Verhältnisses. *PiD – Psychotherapie im Dialog, 20*(1), 49–54. https://doi.org/10.1055/a-0644-6548

Vogel, R. T. (2019b). Mit dem Leben sterben wollen. Zur Empirie des Individuationsprozesses in Todesnähe. *Analytische Psychologie, 192*, 172–187.

Vogel, R. T. (2020a). *Psychotherapie in Zeiten kollektiver Verunsicherung. Therapieschulübergreifende Gedanken am Beispiel der Corona-Krise*. Wiesbaden: Springer.

Vogel, R. T. (2020b). *Existenzielle Themen in der Psychotherapie* (2. Aufl.). Stuttgart: Kohlhammer.

Vogel, R. T. (2021). Das Undurchschaubare. Opazität als erkenntnistheoretische Schnittstelle zwischen Kunst und Spiritualität. *Spiritual Care* 10/3, 253–256.

Vogel, R. T. (2022). *Todesthemen in der Psychotherapie. Ein integratives Handbuch zur Arbeit mit Sterben, Tod und Trauer* (2., erw. u. überarb. Aufl.). Stuttgart: Kohlhammer.

Warsitz, R.-P. & Küchenhoff, J. (2015). *Psychoanalyse als Erkenntnistheorie – psychoanalytische Erkenntnisverfahren*. Stuttgart: Kohlhammer.

Wasner, M. & Mayer, P. (2019). Gibt es ein gutes Sterben? In G. Huber & C. Casagrande (Hrsg.), *Sterben begleiten. Interdisziplinäre und naturheilkundliche Konzepte* (S. 20–27). Stuttgart: Thieme.

Weisman, A. D. (1972). *On Dying and Denying. A Psychiatric Study of Terminality*. New York: Behavioral Publications.

Wilson, D. & Sperber, D. (2012). *Meaning and relevance*. Cambridge: Cambridge University Press.

Wittkowski, J. (1990). *Psychologie des Todes*. Darmstadt: Wissenschaftliche Buchgesellschaft.

Wittkowski, J. & Dingerkus, G. (2005). Sterbebegleitung. In D. Frey & C. Graf Hoyos (Hrsg.), *Psychologie in Gesellschaft, Kultur und Umwelt. Handbuch* (S. 207–213). Weinheim: Beltz Psychologie Verlags Union.

Wittrahm, A. (2018). Wider die Einsamkeit der Sterbenden und ihrer Begleiter. In T. Hax-Schoppenhorst (Hrsg.), *Das Einsamkeits-Buch. Wie Gesundheitsberufe einsame Menschen verstehen, unterstützen und integrieren können* (S. 216–227). Bern: Hogrefe.

Wittwer, H. (2009). *Philosophie des Todes*. Ditzingen: Reclam.

Worden, W. (1982). *Grief counselling and grief therapy*. London: Tavistock.

World Health Organization. (2020). *Palliative care* [Fact sheets – Website]. Verfügbar unter: https://www.who.int/news-room/fact-sheets/detail/palliative-care

Worthington, E. L. & Wade, N. G. (Eds.). (2019). *Handbook of Forgiveness* (2nd ed.). London: Routledge.

Wurmser, L. (1998). *Die Maske der Scham. Die Psychoanalyse von Schamaffekten und Schamkonflikten*. Berlin: Springer. https://doi.org/10.1007/978-3-642-80457-1

Yalom, I. D. (2000). *Existenzielle Psychotherapie*. Gevelsberg: Edition Humanistische Psychologie.

Yalom, I. D. (2005). *Die Schopenhauer-Kur*. München: btb.

Yalom, I. D. (2008). *In die Sonne schauen. Wie man die Angst vor dem Tod überwindet*. München: btb.

Yalom, I. D. (2009). *Der Panama-Hut oder Was einen guten Therapeuten ausmacht*. München: btb.

Yalom, I. D. & Yalom, M. (2021). *Unzertrennlich. Über den Tod und das Leben*. München: btb.

Zupančič, A. (2018). *Freud und der Todestrieb*. Wien: Turia + Kant.

Zwiebel, R. (2016). Stichwort: Anfänger-Geist. *Spiritual Care, 5*(1), 55–56. https://doi.org/10.1515/spircare-2016-0011